四君中医丛书

兼山闲庭 广义针灸串讲

王鹏◎著

U0307775

全国百佳图书出版单位
中国中医药出版社
·北京·

图书在版编目（CIP）数据

兼山闲庭广义针灸串讲 / 王鹏著 . —北京：中国中医药出版社，2022.12
（四君中医丛书）
ISBN 978-7-5132-7916-1

Ⅰ . ①兼… Ⅱ . ①王… Ⅲ . ①针灸学 Ⅳ . ① R245

中国版本图书馆 CIP 数据核字（2022）第 218543 号

中国中医药出版社出版
北京经济技术开发区科创十三街 31 号院二区 8 号楼
邮政编码 100176
传真 010-64405721
山东润声印务有限公司印刷
各地新华书店经销

开本 710×1000 1/16 印张 12.75 字数 205 千字
2022 年 12 月第 1 版 2022 年 12 月第 1 次印刷
书号 ISBN 978-7-5132-7916-1

定价 58.00 元
网址 www.cptcm.com

服 务 热 线 010-64405510
购 书 热 线 010-89535836
维 权 打 假 010-64405753

微信服务号 zgzyycbs
微商城网址 https://kdt.im/LIdUGr
官 方 微 博 http://e.weibo.com/cptcm
天猫旗舰店网址 https://zgzyycbs.tmall.com

如有印装质量问题请与本社出版部联系（010-64405510）

丛书前言

习近平主席在2019年对中医药工作作出重要指示：要遵循中医药发展规律，传承精华，守正创新。

临床一线中医的经验传承，正是保持中医独特发展规律的一项重要工作，并日渐成为中医界共识。四君中医秉承"传中医薪火，济天下苍生"的宗旨，致力于挖掘推荐基层中医的临床实战经验。2010年，我们与中国中医药出版社联合推出《民间中医拾珍》丛书，推介了郭永来、林盛进、汪庆安三位中医师的临床经验。此后又与多家出版社合作，陆续出版了多部民间中医个人经验集。一批民间中医的名字，因这些书籍的出版而被广大中医同道熟知。他们的经验也得以被广泛传播，为更多喜爱中医的人提供了很实用的读本。

从第一本《杏林集叶》出版至今，已过十几年，颇有沧海桑田之感。但我们的初心不变，依旧希望在中医继承发展上贡献出自己的一份力量。在中国中医药出版社的大力支持下，我们再度推出"四君中医丛书"系列。

本系列丛书，沿袭以前的宗旨。以基层中医人为主体，通过个人专著形式，展现他们的临床经验，学习感悟，并以此为契机，聚集更多学验俱丰的中医同仁来展示各自临证心得，丰富中医经验的传承。

可以预见，通过这种形式，让诸多优秀的个人著作得以传播，必然会促进基层中医以及爱好者间的交流，不断提升普通民众对中医的认知。经验的交流与传承，也必将会逐步实现造福苍生的目的。

孙洪彪写于柳城
2022年7月

自序

　　我首先是个患者，其次才是一个医生。在尚且年轻的生命里，我已经多次经受心理和身体疾病的摧残。这些疾病曾经让我多次徘徊在生死的边缘。好在我握紧了中医这棵救命稻草，虽然沉沦苦海多年，但终究得以上岸。

　　我无法形容我与中医的关系。一定程度上中医是我的象牙塔，每当遇到人生的挫折我便会一头扎进这座象牙塔里疗伤。不幸的是，我好像经历了太多的挫折；幸运的是，我得以长时间与中医对话。中医像个睿智的长者，治愈了我的疾病，塑造了我的人生观。

　　有一天我突然开始思考人类医疗的前途在哪里？

　　西医的前途是越来越细致的分科，越来越精密的仪器，越来越先进的药物。长此以往，一百年以后，医学会不会变成一个高精尖的学科，就像发射火箭一样，一百年后的人类是否只有极少数人能掌握医疗的技术？如果真的走到了这片田地，人类的健康该如何得到保证？

　　反观我们的针灸医学，似乎也和西医一样，越来越细的分科，越来越丰富的针具，越来越先进的治法，最后医疗势必也是要交给最专业的医生们来完成。而随着治疗技术的发展，一百年后我们的针灸技术是否也会像发射火箭一样，只有极少数的人才能掌握呢？

　　我想人类的医疗如果这样发展下去应该是危险的，我们可能翻越一座座高山之后进入一个死胡同。于是我开始思考，更早的时候，人类的医疗行为是怎么完成的？它能否给我们带来启示？

　　带着这些疑问，我先试着追溯到《黄帝内经》（简称《内经》）的年代，补充了很多的"营养"，但是这并没有使我停驻，而是鼓励我进一步去追问。于是我索性上溯到更久远的年代，终于有一天，我似乎找到了一些答案。

原来早期的人类在不会使用工具的时候，很多的医疗都是在无意识中被动完成的。那时的人类只能使用自己的这双手，很多的医疗都是徒手完成的。后来人类会使用火了，于是开始有意识地利用火热来治疗自己的疾病。再后来人类会使用工具了，于是开始使用工具来治疗自己的疾病。再后来的人类学会冶炼技术了，于是锻造出了不同类型的针具为自己治病。

人类似乎走在一个被设计好的程序上，随着生产力和生产工具的发展，人类的医疗技术也在不断发展，医疗观也在发生变化。早期人类的医疗行为还是非常的友善，没有那么多的开膛破肚，没有那么多的鲜血淋漓。

那么又是谁设计了这套程序？是自然！是道！是上帝！于是我开始尝试和他们对话。经历了很多个失落的不眠之夜，我终于在缝隙中看到了几个飘忽不定的光点，于是我带着这些光点找到了来时的路，当我再回到《内经》时代的时候，这些光点照亮了我的针灸理论——广义针灸理论

从2019年起，我尝试讲述我感悟到的"广义针灸理论"的内容，总结了多篇录音，最后便形成了这本书。说是总结，不如说是重造，我以浅薄的学识重造了有关的理论内容，进而形成了这本书。当然这个过程很艰难，甚至经历了多次的放弃，幸运的是，我最后总算完成了这本书，尽管它显得那么的粗糙，这应该是我做过的最有意义的一件事了。即便粗糙，我还是想和大家分享它。

遗憾的是，我的这些光点依旧微弱，希望大家能同我一起回到那个中医起源的门前，寻回更多的光点。

王鹏
庚子初冬于沪上兼山闲庭

目录

缘起

我们今天就开始讲理论课了。我原本只是想带着大家解读我的一些医案，但是发现我们沟通起来还是有障碍，因为我们的理论体系不同步，这导致了我们不能在同一个视角下分析问题，所以暂时放弃对这些医案的解读。我先把我的理论体系简要地给大家汇报一下，这样的话，大家明白了我的理论体系之后，再看我的医案应该就很清晰了。

我们这次讲课的主题是"广义针灸"，仅仅是浅说。我原本想的题目非常高大上，叫《上帝视角下的千古针灸理论及临床的发展与变迁》。当我决定要讲的时候才发现，这个调起得太高了，以至于我根本讲不了。想想算了，还是本分一点吧，就简单地讲一讲了。

为什么叫"广义针灸"呢？我先举两个例子来做说明，当然要提前声明，这两个例子是我为了剧情需要编的故事了。

某考生参加一个考试，当时有一个实操题，让他扎背腧穴。背腧穴嘛很简单对吧，都在膀胱经第一侧线，定位也比较明确。按道理讲，这种题目对他来说是不成问题的，但是他当时就是没有通过考试。

为什么呢？因为他当时没有按照教科书来。他这个针扎的歪七扭八，而且不在一条直线上，每个穴位扎的深浅也不一样。当时那个老师也很无语，他说：你连穴位都找不准，还敢出来给人治病？

这位老师说的也有道理对吧，你好歹把它们扎成一条直线啊，你这样经络不知道在哪里，穴位也不知道在哪里，这不是胡来吗？

那么这个考生错了吗？他又错在了哪里？今天举这个例子，我要问大家两个问题：第一，背腧穴应该怎么取？第二，背腧穴是不是就在膀胱经上？

我们来翻开《灵枢·背腧》篇，看看这一篇是怎么说的。"黄帝问于岐伯曰：愿闻五脏之腧，出于背者。岐伯曰：背中大俞，在杼骨之端，肺俞在三椎之间，心俞在五椎之间，膈俞在七椎之间，肝俞在九椎之间，脾俞在十一椎之间，肾俞在十四椎之间。皆挟脊相去三寸所，则欲得而验之，按其处，应在中而痛解，乃其俞也"。

第一个问题，背腧穴是怎么定位的呢？"皆挟脊相去三寸所"，这个"所"是什么意思？"所"是地方，但是这个地方并不是非常精确的地方，所以下面才跟了一句"则欲得而验之，按其处，应在中而痛解，乃其俞也"，这一句就是非常好的补充。这是告诉我们应该怎么样精确取穴。前面一句是模糊取穴，先找到大概位置；后面一句是精确微调，你得下手去按一下。按了后患者有了反应，这个才是真正的背腧穴。

有时候只按还是不够的，必须患者要有反应。因为可能很多地方都有压痛点或者敏感点的，如果患者没有反应话，你还是去扎那里，这样效果就不会太好。

我们现在最起码知道背腧穴的一套取穴方法，背腧穴不是一个很严格意义上的孔穴。我们现在对穴位的理解越来越狭义了，比如我们说内关就是腕横纹上两寸，那你去量吧，好像越量越不准。穴位不是一个具体的点，穴位也分很多种，这个我们后面会谈到。

第二个问题，背腧穴是不是就在膀胱经上？最起码在《灵枢·背腧》这一篇是没有提到膀胱经的，因为经络就是一条线，它是比较精确的。但是既然后世有人把背腧穴归经归到膀胱经，那肯定也是有原因的。

我们翻到《素问·气府论》，"足太阳脉气所发者，七十八穴：两眉头各一。入发至项三寸半傍五，相去三寸。其浮气在皮中者，凡五行，行五，五五二十五。项中大筋两旁，各一。风府两旁，各一。侠脊以下至尻尾二十一节，十五间各一，五脏之俞各五，六腑之俞各六。委中以下至足小趾旁，各六俞。"

这里有端倪了，既然五脏之俞、六腑之俞都是足太阳脉气所发，那么背腧穴在膀胱经上也就合理。但是也有人认为"五脏之俞各五，六腑之俞各六"这一段并不是《内经》的原文，而是王冰的注解，《黄帝内经太素》里面是没有这句话的。赵京生老师专门研究过这个问题，结论是什么呢？就是在《内经》时期，背腧穴与足太阳膀胱经的关系尚不能确定，到了《外台秘要》才把背腧穴和膀胱经的关系明确下来。

　　赵京生老师的观点是不是就一定正确，这个我们说不清楚，但是我们比较一下的话，《背腧》篇出现的可能更早一些，因为它的取穴还不那么精确。但是《气府论》的量词用的就相对精确了，三寸半就是三寸半，三寸就是三寸。不像《背腧》篇还带个"所"字。所以《背腧》篇可能更原始，更接近我们针灸医学发展的本源。

　　到了《针灸甲乙经》就更加精确了，不光没有"所"这个字，而且还给标明了具体的穴位。当然，这是一种学术上的发展。但是话又说回来，对于这个问题我们是可以追问的。那么我个人的观点呢，我不认同背腧穴的归经。按照《背腧》篇的取穴法，肯定不可能所有的背腧穴都在一条经上。

　　还有一个问题我们要讨论一下，背腧穴是怎么发挥作用的呢？把它们归为了膀胱经，那你解释背腧穴主治的时候就绕不开膀胱经。但是很多时候我们用背腧穴治疗脏腑病好像和膀胱经关系不大。用膀胱俞治疗膀胱病还可以解释，毕竟膀胱经就是膀胱所连属的经络嘛；肾俞也能解释一下，毕竟肾和膀胱相表里；但是其他的好像就没什么关系了吧。

　　背腧穴发挥作用可能是因为离脏腑比较近，也可能每个脏腑都有一条经络直通背腧穴，还可能跟神经节段的分布有关。

　　我们再继续追问，退一步讲，即使背腧穴就是在膀胱经上，那么这个膀胱经在背部的循行线是不是就像铜人上所画的，是笔直的两条线呢？我认为不是的。这个问题我们以后再讨论。

　　这个故事我们就讲完了，那你说这个监考老师和考生，到底是谁错了？可能他们都没有错。老师所理解的经络和腧穴是狭义的，而考生所理解的则是广义的。

　　我们再举第二个例子，浮针大家都很熟悉，也用得很多。我的一位朋友很擅长用浮针。有一次他就问我一个问题："我们一般认为针灸的作用基础是经络和腧穴，首先我们得取准穴位，如果穴位我们取不准了，那么也得离穴不离经对吧。但是我用浮针，并不直接接触患处，而是从它的旁边进针，针尖距离患处还有一定的距离，事实上我是离了穴了；再一个，我在患处周围任何一个角度都可以进针，并不局限在某条经络上，事实上我也离了经了。"

　　我这位朋友提出的问题是不是很有意思？应该怎么解释这个问题？大家可以先思考一下。

有趣的视角

第一讲　跳出医疗的视角

为什么要讲上面两个例子呢？因为我们平常说的针灸学是偏于狭义的。我们一说针灸基本上就是经络、腧穴。老百姓也是一样的，他们所理解的针灸就是经络和穴位。我们很多中医对针灸的理解也是狭义的，当然我说的是狭义而不是狭隘，狭义是指看待经络和腧穴的角度。狭义理解认为穴位就在某个点，比如足三里就是在膝眼下三寸，我就得扎到这个地方去。我有时候扎针我师父就看不下去，说我扎针越来越乱了，穴位都找不准了，根本都没有扎到正穴上去。

当然，我知道所谓的"正穴"在哪里，实际上我们的理解是有分歧的。我现在对针灸越来越有自己的思考，所以有些观点和师父们就不太一样了。他们说我是个"造反派"，我这个人胆大妄为，所以经常挨骂。

所以我想了很久，把这次的标题定为"广义针灸"。如果问我这个广义和狭义有什么不同，那么最大的不同就是我看待经络和腧穴的视角不一样。当然这并不意味我的视角就完全是对的。也许，我这次所讲的内容可能全部都是错的。

既然都是错的，还说了干嘛呢？因为我觉得说的对错并不太重要，很多事情是不能单纯用对错来衡量的，这个就是狭义了。我这次讲课就是想给大家提供另一个视角。如果能引发大家一些新的思考，我觉得这就很有意义了。我们的针灸医学博大精深，谁又能把它真正说清楚呢？我们都是在盲人摸象。几千年了，我们也没有把这个事彻底弄明白啊，反而现在好像困惑越来越多了对吧。

所以我很想做一次探索，摆脱传统针灸学的视角来重新审视针灸医学。当然，我们的教科书记载的针灸学经过几代人的努力已经非常的完善，我并没有否定它，如果你们认为我在哗众取宠，那绝对是曲解了我的意思。

我一直强调我们要换一种视角，其至要跳出医生和医疗的视角来看待人体和疾病。我给大家举个例子，春节的时候，我儿子半夜突然说腿疼。我这孩子比较野，天天乱跑，一开始我想是不是跑多了或者磕着了，但是一检查也没有什么异常。四岁的小孩子嘛，他也表述不清楚病情，疼得越来越厉害，哇哇直叫，一个劲地让我给他扎针。

孩子毕竟还是太小，他说不清楚是什么样的疼，但是又疼得很厉害，这事就比较蹊跷了啊，搞得我无从下手。我妈说这个很简单，她给说道说道就行。哎，结果没一会孩子就好了，睡着了。

那你们说这算不算是医疗行为呢？狭义来讲，这不算是医疗行为。广义来讲嘛，应该是属于祝由这一块的，是个医疗行为。这个病让我来治的话该怎么治呢？检查过了没有什么异常，没有受伤也没有压痛点什么的，我可能就是在阿是穴先给他来一针看看情况，但是这一针未必就有效果啊。

这里我要先扯开一下话题，我总是不厌其烦地强调要经常换换视角，为什么呢？因为每个人的思维都很容易固化，这是很可怕的事，人的思维一旦固化，就失去了深度思考和创新的能力，最后美其名曰"这就是我的风格"。不好意思，我认为高手都是没有风格的。所谓的风格就是你给自己装了个框框，结果把自己框死了。

《史记·老子韩非列传》里有个故事，说孔子去拜访老子，结果被老子教训了一顿，回来给他的学生说："鸟，吾知其能飞；鱼，吾知其能游；兽，吾知其能走。走者可以为罔，游者可以为纶，飞者可以为矰。至于龙，吾不能知，其乘风云而上天。吾今日见老子，其犹龙邪！"

当然我就是随便给大家这么一说。要按照冯友兰先生的观点，他还认为孔子所处的时代要比老子早呢。历史说不清楚，但是能告诉我们一些道理，高手应该是神龙见首不见尾，我们不要轻易地给自己上个框框。

我们要经常变换视角，以防被这个框框给限制住。我经常建议你们多看看其他医学的东西，我这几年一直在关注西方针灸的发展，我们不能总是站在中医的视角去看待中医。很多人非常排斥西医，这是不对的，我们要看人家的长处。

西方的干针技术这些年发展得太快了。我们的针灸这一块呢？理论一直没有超越《内经》吧。但是我们的医疗经验这一块还是好的，是一直在发展的。以至于出现了一个很奇怪的现象，那就是我们现有的针灸理论解释不了现在的一些疗法。但是我们有些中医又有个问题，解释不了的还非得去解释，从《内经》里搬出几句话说：这就是原理。最后呢，很多解释就牵强附会，我觉得没有必要。

我们要正视自己的问题。我们知道最近几年《解剖列车——徒手与动作治疗的肌筋膜经线》这本书很火，对我造成的冲击也非常大。作者在一定程度上能解释我们的经络，并没有抄袭我们啊。可你说：我们《灵枢》里面就有经筋篇，不比他这筋膜链差啊。我很怕听到这种话，《灵枢》是我们老祖宗的东西，不是我们的东西。不要以为拿着老祖宗的金饭碗就可以高枕无忧了，保不齐哪天手里拿着金饭碗照样会挨饿。

看看从这个筋膜链理论派生出多少疗法了？难道我们就不应该有些危机感吗？《灵枢》是我们的老祖宗探索出来的，而我们又探索出来了什么呢？"不要让西医来解释中医，因为他们早晚是能给我们解释通的。"这是我经常说的一句话。

我们经常嘲笑西医研究了那么些年也没有研究出来经络到底是什么。但是这个经络只要是存在的，早晚都会被研究出来、会被证实。现在之所以研究不出来，是因为研究的方向或者研究的方法有问题，或者研究的工具还不够先进。但是，只要经络是存在的，那迟早是会被研究出来的。到那个时候，我们就笑不出来了，经络的实质一旦被认知，可能会引发大的医疗革命，到了那个时候就是我们要向人家学习中医了，你还笑得出来吗？

所以我们要先下手为强，不要让老祖宗的排位被别人抢走了。我们要关注西医的动向，然后能为我所用的统统拿来。至于那些糟粕，我们暂时也不要嘲笑人家，谁能不犯错误呢？翻开《素问·刺禁论》这一篇，说了多少死症，"刺跗上中大脉，血出不止死"，"刺阴股中大脉，血出不止死"，等等。这些都是失败的经验啊。人不可能不犯错误。我要是知道生活如此艰难，早就不投胎了，现在后悔来不及了。

我们总说我们的老祖宗很伟大，他们伟大在哪里呢？他们经历了多少次失败后才写出了《刺禁论》？这种探索的精神和直面失败的精神确实是非常伟大的。

第二讲　上帝视角和历史视角初探

这次课呢我们要言归正传了，之前我们强调了所谓的视角，我们这次讲课呢主要是讲两个视角：一个是上帝视角，一个是历史视角。如果我之前讲的那些似乎还有点道理的话，那从现在开始我所说的一切可能都是胡说八道了。

什么叫上帝视角？就是研究上帝是怎么造人的。我们为什么要讨论这个问题呢？我们先假设人是上帝造的。当然这个上帝并不是指基督教的那个GOD。我们的《尚书》和《诗经》里早就有"上帝"这个词。如《尚书·舜典》讲：肆类于上帝。

谈到造物论我们就绕不开进化论。我们不能展开讨论达尔文的《物种起源》，要不然的话就没完没了，但是并不是没有人对"进化论"提出质疑，比如《考古学禁区》和《"审判"达尔文》都对进化论提出了质疑。我们不能否定人类是存在一个进化的过程的，但是我们要知道人类是进化而来的，那决定进化的也是这个大自然，我们姑且也把它称为上帝吧。我们认为上帝首先创造了人，同时上帝也主导了人类的进化。就是这么个意思吧。上帝造人这件事就是我说的上帝视角，而进化就是历史视角。

我举个例子，在《灵枢·经脉》篇讲"膀胱足太阳之脉，起于目内眦……是动则病冲头痛，目似脱，项如拔，脊痛，腰似折，髀不可以曲，腘如结，踹如裂，是为踝厥。是主筋所生病者……"这一段就产生一个观点叫太阳主筋。我们不是说肝主筋吗？应该是厥阴主筋啊？这个太阳主筋是怎么个说法呢？张景岳就解释"周身筋脉，唯足太阳为多为巨"，当然这是个事实。但是我们能不能进一步追问，为什么周身筋脉就是足太阳为多为巨呢？

我们能不能从进化的历史视角来谈一下这个问题？人类最早还是猿的时候基本是以爬行为主，后来随着进化，这些猿就从树上下来了，开始直立行走。大家千万不要小看了这个直立行走，猿的一小步是人类的一大步。直立行走需要一个前提，那就是我们所说的足太阳经筋系统要足够的发达，要不然人类是站不起来的。

人类的站立主要靠的是足太阳经筋系统，腓肠肌、腘绳肌、竖脊肌、腰方肌这些都是非常强大的肌肉。在人类还是个猿的时候这些肌肉是不需要这么发达的。随着进化，我们人体结构一个非常大的转变就是足太阳经筋系统开始变得强大。

当然，人类的进化并未完全停止。实际上足太阳经筋系统还有一次大的进化，那就是距今一万年左右，人类开始进入了农耕文明。这是一件很有意思的事啊，人好不容易能直立行走了，结果又入了一个坑，因为农耕最大的一个特点是要求人要俯身劳作。人家好不容易从猿进化成人能直起身子走两步了，这下倒好，又趴下了。所以人类进化史的本身就有很多的不确定性。

我们都说达尔文牛，提出了进化论。实际上在达尔文之前就已经有进化论的观点了，比如拉马克进化主义等。但是达尔文真正牛的地方在于他发现了一个真相，那就是进化是没有方向的。就像我们《道德经》所说的那样"天地不仁，以万物为刍狗"，大自然就像一个面无表情、拿着镰刀的幽灵，什么时候手痒了就划一刀，从此无数的物种就此消失。我们的《黄帝阴符经》说："天生天杀，道之理也。"天说生你就生你，天说杀你就杀你，天的道理就是没有道理。

人类进化的本身就是在摸着石头过河。农耕文明造成了我们足太阳经筋系统又一步的进化，以至于到现在，我们的足太阳经筋系统已无比的强大。所以张景岳说："周身筋脉，唯足太阳为多为巨。"这是对的啊。

讨论这个问题是不是有必要呢？不就是一个太阳主一身之筋吗？至于扯那么远吗？我觉得是有必要的，因为人类已进入了信息社会，太多的人现在很少俯身劳作了，基本都是久坐办公室。那么我们进化来的这个异常强大的足太阳经筋系统的能量往哪儿释放？如果你把这个问题想明白了，治疗现在的颈椎病、腰椎病这些职业病就会很简单。

所以我们这次讲针灸学着重强调两个视角。一个是上帝视角，我们站在上帝视角尽可能地猜测上帝是如何造人的。再一个是历史视角，我们要用大的历史视角看待人类的进化和医疗行为的进化。

为什么要强调上帝视角呢？我经常开玩笑，某天上帝心情一好就把人造了出来，但是他老人家也因为心情好多喝了几杯，结果忘了把说明书写出来了。这就很麻烦啊，我们都知道机器早晚都是要坏的。坏了就修呗，把说明书拿出来一看，自己捯饬捯饬就修好了。但是我们这个上帝不太靠谱，忘了把说明书给我们了，这麻烦就大了。

所以人类的医疗史就是一部血泪史，我们的前人是在用生命来探索这部说明书。我们中国人比较幸运，老祖宗比较聪明，探索出了一部分，而且把说明书写了出来，我们中医的四大经典不就是老祖宗探索出来的说明书吗？但是我们也要认清一个基础事实，那就是这部说明书并不完整。这个没办法嘛，你再怎么聪明，你所处的时代都是有局限的。

我们看《素问·异法方宜论》提到了砭石、毒药、灸焫、九针和导引按跷。但是呢？整部《内经》80%以上都是在讲针啊（我们可以把砭石也当作针具），但是毒药呢？《内经》一共就十三个方子。艾灸也是一样啊，虽然也有提到，但是却没有深入地去谈这个问题啊。我们比较熟悉的就是"陷下则灸之"。《素问·骨空论》说了灸大椎、灸背腧等，《灵枢·禁服》也提到"陷下者，脉血结于中，中有著血，血寒故宜灸之"。但是讲得都不深入。还有导引按跷呢？《内经》有讲吗？所以我们说《内经》是针经，并不完整。为什么会这样呢？我们讲到历史视角的时候再讨论这个问题。

总之，我们现在拿到的是一个并不完整的说明书，更可悲的是什么呢？即便如此，我们对这个本不完整的说明书都不熟悉。现在很少有人读经典。我也是一样的啊，我也是这两年才意识到经典的重要性，才开始下点功夫，以前哪读得下去啊，多么枯燥啊，甚至有很多的字都不认识。

我们要用发展的眼光看待医疗行为，无论中医还是西医，都是在探索这部说明书。上帝没给我们留下说明书，我们只能自己去写说明书。当然我们肯定要犯错误，人类一思考，上帝就发笑，因为我们不知道上帝是怎么想的，我们只能试图去接近上帝的思想。

第三讲　上帝造人的几个原则

我们现在就开始自作聪明地假设自己是上帝，造人应该怎么造？我们可以推测上帝造人会遵守几个基本的原则。我们先来谈谈这几个原则。

第一个，上帝知道地球很复杂，危险也很多，造这个人出来肯定会凶多吉少。为了让人类在这个凶险的宇宙里生活下去，第一个原则就是要给他建一套自愈系统，要让大部分的病能够自愈。造个人出来很快就死去了，这便失去了造人的意义。

我们姑且称这套系统为自稳态系统，让我们的人体始终处在一个自稳态的状态，这样我们就不容易死掉。这套系统是最复杂的，以至于我们现在也没有弄明白一二。我们都有这种感觉，天气一热我们的汗毛孔就打开了，开始出汗散热。千万不要小看这一个简单的动作，背后蕴藏的机制非常之复杂，是各种生物的化学的反应。如果没有这套系统，人就可能会被热死。我们作为人活得不容易啊，没有什么岁月静好，只不过上帝在替我们负重前行。

自稳态系统是一个无比强大的系统，也是上帝造人考虑到的第一原则。那么第二原则应该是什么呢？自稳态系统再怎么强大也不是万能的啊。上帝不能让你完美的，真正完美的是上帝。《周易》里面讲"日中则昃，月盈则食"。你完美了你就该挂了。

但是即便如此，上帝还是仁慈的。虽然给我们弄的这个自稳态系统不是十分的完美，但是还是想让我们多活几天，于是上帝就写了另一套程序来弥补这个bug，这就是我们接下来要讲的上帝造人的第二个原则。

第二个原则是什么呢？就是当我们生病的时候，我们可以通过自己对自己的医疗干预来治疗疾病。就像武侠小说写的一样，我中毒了，然后我用内力把毒给逼了出来，自己把自己治好了。例如，一股冷风吹到了我的肩膀，这个时候我下意识地用手捂了一下肩膀，这是不是自己给自己治疗呢？又如，我皮肤有点痒，我下意识地用手挠了挠，这是不是自己给自己治疗呢？很多病是可以自己给自己治的，因为上帝造人的时候可能就是这样造的。

从第二个原则我们可以比较明确地知道一点，那就是医生并不是医疗的主体。医疗的主体应该是患者本身，所以我们千万不要觉得我们医生有多牛。

我举个例子。春节的时候我母亲胃不舒服，一个劲地打嗝。我说这不是小毛病嘛，给你点点内关、攒竹不就得了。结果把她点得很疼也没什么效果。我说不行就扎两针吧，她说：你拉到吧，我还是自己来吧。然后她开始在那里甩胳膊，她有这个经验，一次打嗝的时候跳广场舞，结果甩胳膊的时候发现把打嗝给治好了。于是以后每次打嗝她就甩胳膊，大多数时候都有效果。完了她就开始在那里甩胳膊，一会就把打嗝治好了。

我举这个例子是想说明什么问题呢？我们千万不要觉得会扎针就很牛，你给人家扎针，人家又疼又怕，这并不是什么高明的手段啊。我妈才是高手啊，自己甩甩胳膊就把自己治好了。

当然话又说回来，我们也不要太气馁，我们并不是一无是处，上帝还是需要我们的。为什么呢？这就是我们要谈到的上帝造人的第三个原则。

我们说第一原则是自愈，第二原则是自己给自己治愈。那么如果病情比较复杂，无法自愈，又不能通过自己来治愈，怎么办？那么第三个原则应该是什么呢？应该是通过他人帮助进行简单的干预来达到治愈的目的。

再然后呢就是第四个原则，这个和第三个原则差不多，但是又不一样。第四个原则是通过他人进行复杂的医疗干预来达到治愈的目的。

第三原则和第四原则都要通过别人的帮助了，第三原则是通过他人简单的医疗干预，第四原则是通过他人复杂的医疗干预。这还是有差别的。既然需要他人来帮忙干预，那我们医生就有了用武之地。所以我们多多少少还是有点作用的。

但是我们也不能见点阳光就灿烂，上帝说了，一开始还是想让我们帮助别人进行简单的医疗干预。所以不要上来就给人扎个几十针、开个几十味药啊。我再给大家举个例子。

我儿子小的时候有一次半夜发高烧，很典型的麻黄汤证。这大半夜的怎么弄啊，我去哪儿给他抓药啊？不行给他扎两针吧，但是我又下不去手。扎别人的时候"心狠手辣"，给自己儿子扎的时候不舍得了。怎么办呢？我把这小子拉起来朝他屁股上扇了几巴掌，一疼他就哭了，一哭就出汗了，烧也退了。这是不是通过他人简单的医疗干预把他治好了？

当然我是举个例子，大家不要太当真，因为出汗并不一定就能好的，还有可能转为桂枝汤证，也有可能转为麻杏石甘汤证或者白虎汤证呢。就是给大家说这个意思，我们尽量不要给人家进行复杂的医疗干预。很多时候我们只是陪患者聊聊天就能帮他治病了。

临床中我注意到一个现象，一些老年性的疼痛就是因为孤独造成的，你只要陪他聊聊天，他开心了，就不疼了，比扎针管用。现在的老年人没有子女的陪伴，他们很孤独啊，很容易肝郁啊。

我们说腰痛有一种叫肝郁腰痛，我们用太冲穴就能治疗这种腰痛。"马丹阳天星十二穴治杂病歌"中就说太冲"亦能疗腰痛，针下有神功"。这里说的是气痹。什么是气痹？翻翻《中藏经》就有气痹这一篇。傅青主有个方子治疗满身皆痛，他说是肝郁，用的是逍遥散的变方。血府逐瘀汤也常用，尤其是对年轻人的肝郁腰痛。我们扎针一般用太冲加膻中，膻中那个地方一按都疼得受不了，用苍龟探穴手法给他打开就行了。

但是很多时候呢，这种气滞腰痛，还是要配合"话疗"。多陪陪他、多关心关心他，他就好了。我们不要总是站在医生的角度，你来了我就得给你开药、给你扎针。"上医治神"，我们给他聊聊天就是治神。所以我们要知道医生的作用，很多时候患者只需要我们进行简单的医疗干预。

第五个原则就是，如果复杂的医疗干预也不行，那人就死了。这些和我们医生关系都不大了，因为医生不是神，无法逆转乾坤。

第四讲　造人先造皮

我们知道了上帝造人的第一个基本原则就是要打造一个自稳态的空间，那么好了，怎样才能有一个自稳态的空间呢？既然是个自稳态的空间，那么我首先就必须先有个空间。这个和我们建造城市是一样的，我们建造个城市就是建造个空间嘛。

如果我们要去建造一座城市，应该怎么建造？在建造城市这件事情上东西方还是有差别的，差别在哪里呢？西方人往往是先建城市、后建城墙。欧洲中世纪的城墙基本上都是城市形成之后市民掏钱自发建的。但是我们中国不一样，我们往往是先建城墙、再建城市。

这个城墙非常重要啊，人类的主流历史是一部战争史，没有城墙那么城市便是岌岌可危的。当然古代的城墙是有形的，现在的城墙都是无形的了。中国古代基本上都是先建城墙，城墙主要是两个作用，一个就是我们熟知的防御功能，这是最重要的；还有一个就是防水抗洪，比如寿县古城墙的防洪作用就非常好。

城墙最重要的作用就是抵御外邪，外敌入侵也好还是洪水也好，我们都称之为外邪吧。如果没有城墙的守卫，这个城市能稳定吗？一个国家要想安居乐业，没有国防力量能行吗？我们现在买个房子还要装上门窗，这也是"城墙"。

意思是什么呢？上帝造人也是一样的啊。我得先给人造张皮啊，要不然内脏、骨肉都露在外面要臭掉的。所以如果我是上帝，我首先就要造一张人皮，这张皮就是我们人体的城墙。没有这个城墙我怎么在自然界生存？没有这张皮我怎么可能会有一个自稳态的空间呢？

我们这张皮简直是太重要了。但是在主流的针灸学里，我们的这张皮并没有得到充分的重视。十二皮部只是作为经络系统的一个子系统一笔带过。我们的皮部理论并不完整，这导致了我们对一些医疗行为不能解释。这是很遗憾的。

但是这里又出现了一个问题。《灵枢·经脉》说："人始生，先成精，精成而脑髓生，骨为干，脉为营，筋为刚，肉为墙，皮肤坚而毛发长，谷入于胃，脉道以通，血气乃行。"好像上帝造人的次序不是这样的啊。如果我们从现在胚胎学的角度来看，上帝造人的次序也不是这样的。佛教还有一部《佛说入胎经》，那里面说的又是一个样子了。

我们不妨大胆地转换一下视角，《内经》里讲胎儿发育的次序是先成精，再生髓，再生骨，再生脉，再生筋，再生肉，最后生皮。但是这是胎儿，上帝造的第一个人肯定不是一个胎儿，如果是胎儿的话就需要一个母体，那个母体才是第一个人。

所以我们能不能直截了当地先把这个顺序颠倒一下？上帝先造了皮，这张皮沟通和吸收宇宙能量，然后这张皮不断地往里延伸，发育出了肉、筋、脉、骨、精。也就是说第一个人是由外向内逐渐发育的。

这是不是有点胡说八道了？我之前已经给大家打过预防针了，因为后面还有很多"胡说八道"的东西。

第五讲　区分医疗理论和医疗经验

为什么要先讲到人体这张皮呢？我接下来会说出我的理由。在我的学术体系里这张人皮是至关重要的，我必须要矫枉过正地把它提高到无以复加的高度。

我说这些话绝非哗众取宠。我们要把医疗实践和医疗理论来分开对待。我们知道《内经》里有大量的医疗实践性的内容，也有医疗理论性的内容，这二者之间有时候会有些矛盾。这些矛盾时常会让我们困惑，也往往成为"中医黑"攻击中医的把柄。那么这些所谓的矛盾真的就存在吗？我认为并不存在，真正的矛盾是我们研究的方式出了问题。

我举个例子，《素问·异法方宜论》大家都很熟悉，但是我们读这段的时候有没有发现是存在问题的？古人站在区域和方位的角度来论述治法，是否合理？当然这一篇里面也讲了为什么用这种论述的方法，比如微针之所以出自南方是因为"其民嗜酸而食胕，故其民皆致理而赤色，其病挛痹，其治宜微针"。这是这一篇的作者给出的解释。

如果我们换一种视角呢？我们站在历史的视角看呢？"微针"可能是出现最晚的，最起码是在人类会使用工具之后，早期可能是骨针、石针，金属针具出现的就更晚了。《内经》中所讲的针基本上都是指金属针具。所以如果我们站在历史视角去看的话，发现这篇文章少了一个视角，五种治法不光是区域上的不同，还有时期的不同。最起码吃药肯定比用针早。我爷爷搞过兽医，所以我知道很多动物自己是会找药的。在我们人还是猿的时候就知道自己找点树叶子当药吃了。

所以我们看到《素问·异法方宜论》的时候要知道作者的写作方式。他把五种治法扁平化了，按照区域来划分了。实际上我们可以让它立体化。再往大里说，放眼整部《内经》，主要以讲针为主，那么整理这些内容的人很可能就是一个南方人，因为南方人多用微针嘛。但是在那个时候，南方和北方的差异还是很大的。远了不讲，春秋战国时期南北方的文化不一样，南方的楚文化还有大量的巫文化的痕迹。

我们都知道屈原是楚国人，写了《楚辞》。《楚辞》里有一篇叫《招魂》，讲的就是招魂的故事。"帝告巫阳曰：'有人在下，我欲辅之。魂魄离散，汝筮予之。'巫阳对曰……"。

这里面就讲到了"巫阳"还有他说的咒语。这说明一个什么问题呢？在楚文化里巫文化是有很大比重的。但是北方的文化呢？我们知道孔子比屈原还要早两百年左右。但是孔子就开始说"子不语怪力乱神"了，在《论语·述而》

叶公问孔子那一段，这就是孔子对待鬼神的态度。在《论语·雍也》里面说的更加明确，"樊迟问知，子曰：务民之义，敬鬼神而远之，可谓知矣"。

这就是楚文化和鲁文化最大的不同。以孔子为代表的鲁文化对待鬼神的态度就是敬而远之。文化的不同肯定就会导致医疗行为的不同，这一点是非常明确的，就像东西方文化的不同导致了中医和西医的不同。中医后来受到儒家"身体发肤，受之父母"观念的影响，导致了中医的解剖学没有太大的发展，西医因为解剖学的发展进入了精细医学领域，而中医则走进了理论模型推导领域。

这对中医来说也可能是一段弯路，因为在《内经》的时期还是很重视解剖的，在《灵枢·肠胃》篇里面把肠子、肚子已经解剖的非常精细了。《灵枢·经水》曰："若夫八尺之士，皮肉在此，外可度量切循而得之，其死可解剖而视之。"这都说得非常明白。《灵枢·外揣》讲"远者司外揣内，近者司内揣外"，司外揣内我们都很熟悉，那么司内揣外呢？说不准和解剖有关系。鲁医在治疗鸡瘟的时候会用到解剖，杀只鸡看看里面鸡肉的颜色，如果是淡白的可能就是寒证，如果是红的可能是热证。这是不是一种司内揣外的形式呢？

言归正传，总之我们不能忽视地域文化对医疗行为以及医疗理论的影响。我们在研究经典的时候要小心这个陷阱，尤其是《内经》这种不同时期、不同区域、不同文化的观点集成之作，我们研究的时候要尽量把它们都分出来。还有一点就是我刚才讲的，把医疗经验和医疗理论也要分开。

我刚才说了我们的皮部理论并不完整，但是我们皮部医学或者说体表医学的经验是非常之丰富的。翻开《灵枢·九针十二原》和《灵枢·官针》篇，我们先说九针，九针里镵针、鍉针、锋针、铍针都是作用于体表的。九针里有四针是作用于体表，这个比重是相当之大的。在我们的刺法里，半刺、豹文刺、经刺、络刺、毛刺、直针刺、浮刺、赞刺等，都是作用于体表的刺法。

这些刺法我们姑且称之为浅刺法，我们发现浅刺法是非常之丰富的。这些是我们先民医疗经验的总结，是非常宝贵的遗产。我们说上帝给我们造个皮肤出来可不是随便造造的，我之前就讲了，皮肤像城墙一样，是我们自稳态系统的一个基础。当然上帝考虑的比我们要全面，就是我们之前说的第二原则，让人体可以通过简单的自我干预来治愈自己。

这个时候我们不妨切换到历史视角重新论述一下。

在更远古的时候人是不会使用工具的。上帝能不考虑到这事吗？人类有个进化的过程，在这个过程中肯定会生病，可能那个时候人都笨到不知道自己有病，但是上帝知道人有病。怎么办？把治疗的开关放在体表，这样你被树枝划了一下皮肤就可以在无意识状态下完成了治疗。或者你觉得身上痒，像猪打泥那样在石头上蹭蹭皮也可能在无意识状态下完成了治疗。或者你被一根刺或者尖石头扎破出了血，也会在无意识状态下完成了治疗。

如果上帝把医疗开关安装的很深的话，你就得用个很长的针或者刀才能触及这个开关，对于生命来讲，这种行为是非常危险的。尤其在人类的早期，这个时候人们唯一的工具就是双手，而这双手基本上只能作用于人们的体表。所以必须要在体表安装大量的医疗开关，以便于人们触手可及地解决自己的问题。

即使人类在进化，但是初期也只会使用简单粗劣的工具，这个时候如果介入程度很深的话，对于生命而言也是非常危险的。所以上帝还是要把人体大量的开关装在体表，以方便我们即使只有简单粗劣的工具，仍旧能够安全地完成医疗行为。

综上所述，上帝的意图很有可能是想让我们尽可能地从表浅部位解决疾病。如果你们认同我这个观点，那么体表医学就值得大书特书而不是一笔带过。这也就是为什么我要把皮部提高到一个无以复加的地步。

第六讲　针灸医学的"表证"

说到这里我们要探讨一个概念——表证。当然在我这里，表证的概念不完全等同于教科书所讲，我对表证的定义是：所有上帝想让我们从体表解决的疾病都是表证。

我举个例子，有的人膝盖疼，这种病很多是吧？我有一段时间膝盖比较疼，因为我睡的是榻榻米，就是打地铺了。有一次起床站起来的时候用力过猛，结果导致了膝盖的疼痛。你睡床的话起床的时候是坐着的，这样你站起来就不太费劲；而打地铺的话起床是蹲着的，那你站起来的话就费劲。就这样，我的膝盖越来越痛。

一开始疼的时候我也没太上心，闲着没事就揉揉。疼痛加重了之后，我突然发现膝阳关穴到外膝眼这块出现了一条瘀络，这在之前是没有的。我觉得这事就有意思了，我仍旧不治疗，为什么呢？这不就是叶天士所说的"久病入络"嘛？我倒要看看这个久病入络是怎么入的，我不光不治疗，我还故意用力，我就是想让它继续加重。在这个过程中我发现了一个很有意思的现象，随着病情的加重，这条瘀络开始越来越清晰，而且逐渐高出体表。

就是说，这条瘀络浮起来了，一开始是在皮肤的下面，你能看到它，但是摸起来并不硌手。后来它突出于体表之后，摸着就硌手了。这就好办了呀，刺血呗。刺了一次效果就很好，后来又刺了几次就好了。

我举这个例子是为了说明表证这个概念，虽然是膝关节疼痛，但是有一条瘀络逐渐浮出体表，就是想从表而解，那么这个就是表证。

我们不妨深入地去思考一下这个问题，一开始没有瘀络，为什么后来有了瘀络，而且瘀络越来越清晰，以至于浮出于体表了呢？

站在上帝视角我们可不可以这样假设一下。因为上帝给我们赋予了一个本能，那就是将所有的病邪驱于体表，以便于从体表而解。因为早期的时候我们人类没有工具，不像现在我们可以开个刀打开了看看。早期最自然的时候我们没有这个能力，所以上帝要赋予我们一个能力——尽量让所有的疾病从体表而解。

很多时候我们人体的本能发挥作用，无声无息中就把这个病给解决了。有时候我们的膝盖疼，不去管它，过几天自己也好了，这种情况我们称之为自愈。但是很多时候我们的本能没有那么强大，这个时候就需要我们要对自己进行简单的医疗干预。这个时候上帝就会给我们一个信号让我们注意到。

本来没有瘀络的突然间多了一条瘀络出来，这是不是身体给我们提供的信号呢？任何动物都是好奇的啊。我这里怎么平白无故地多出一条瘀络呢？这是什么情况？原始人也会思考这个问题啊。要不然我拿个石斧或者鱼刺戳它一下吧，结果戳了一下病就好了，医疗经验就这样总结出来了。

上帝也很高兴啊，你小子配合得很好嘛。但是反应慢的情况也是有的，就像我一样，明明看到了瘀络却无动于衷。上帝就很生气啊，这小子怎么这么笨啊，我给你弄个瘀络出来，就是故意让你看到这个信号，让你自己治病的啊。但是上帝是仁慈的，虽然他老人家很生气，但是他转念一想，你说这小子虽然笨，有时候也挺可爱的，不能见死不救，还是要让他多活几天。

于是我们的身体启动了另外一个机制，那就是将这条瘀络浮出体表。这样有个什么好处呢？我们知道在原始人的时候天天采集狩猎，人是很容易受伤的。瘀络浮出体表就增加了他受伤的概率，有可能被石头或者树枝划了一下，刚好划破了瘀络。这样也能完成一次治疗，只不过这种治疗是你无意识间完成的。可能你还在那里破口大骂"又被树枝戳破血了"，但是却无意间完成了一次医疗行为。上帝如果看到了只能无语地摇摇头，"这小子是笨的无药可救了"。

所以我们一定要读懂上帝的旨意啊。有很多病你明显地看到很多瘀络在那里，你为什么不给它刺血？瘀络在那里很明显，意思就是"来呀来呀，来刺我呀"，那你就不去刺，上帝也拿你没有办法啊。

我们说中医治病顺势利导，这个势很重要，上帝当初造人的时候在这上面可没有少下功夫啊。要知道，创造一个病势需要多复杂的机制啊？而我们却常常视而不见。

老话说"善治者治皮毛"，老祖宗多有智慧啊。任何疾病从表而解，阻力都是最小的，性价比和安全性都是最高的。所以我们说"八纲"，阴阳是总纲，接下来就是表。但是我们对这个表的理解往往流于片面，我们认为表就是个病位，这当然没有错，但是我们也要想到病势，但凡有从表而解的趋势都要让它从表而解。不管病位在何处，都是表证。所以《伤寒论》一半的篇幅都是太阳病，就是想让我们明白这个道理。

从八纲又衍生出治病的八法，表证就用汗法。但是这个汗法主要是临床医师开方子的在用啊。我搞针灸的我是不服的，我不知道你们是怎么想的，我认为针灸治疗表证的方法太丰富了啊。刮痧、刺血、拔罐，是不是都可以？所以我们搞针灸的要有自己的一套八纲和八法。当然，我也是开方子的，但是我们今天讲针灸，就先和它们"划清界限"。改天我要讲方脉了，我就和搞针灸的"划清界限"。

玩笑归玩笑，但是大家不要一笑而过啊。我们针灸医学的八纲应该和方脉医学分开。我举个例子，很多的心脏病患者在后背有瘀络，这个心脏病应该是个里证了吧。但是患者在后背出现了瘀络，上帝就是为了告诉我们，这个病可以从体表而解，我们给患者刺血拔罐，他很快就会觉得舒服很多。这对我们来说就是表证。

　　还有的心脏病患者，在厥阴俞和心俞那一带给他检查，按一下是不是有压痛点，如果你发现还没有按几下，他皮肤就发红了，是不是说明他这一块的皮肤很活跃、很敏感啊？是不是说明疾病有从这个皮部而解的趋势啊？这个时候你给患者刮痧，往往就很容易出痧。出痧之后，症状立马就缓解。

　　所以我们要有自己的一套八纲，还要有我们针灸医学自己的一套治病八法。

　　先讲到这里。

经皮系统与皮穴

第七讲　皮穴的概念与位置

大家要习惯我讲课的风格，我这种不靠谱的人从来都不讲套路的。但是我还是那句话，即使我说的都是错的，我还是想给大家提供一个不同的视角。

今天我们要引入两个概念——经皮系统和皮穴。我们先讲皮穴。

你说现在脏腑、经络都还没有讲，穴位就先出来了，这也太不讲套路了吧。这个道理我后面会给你们讲，我们今天就先讲"皮穴"这个概念。

皮穴，直截了当地讲就是皮部上出现的治疗疾病的靶点。

我们之前已经讲了，上帝造这张人皮是大有深意的，他很有可能就是想让我们尽可能地通过对浅表部位的刺激就能把病治好。那么我们应该如何去解读上帝的旨意？我们上次讲到了瘀络，这就是上帝给我们的旨意之一。瘀络就是我们的皮穴之一。

这里我们要先讨论一个问题。因为以后我们还要讲到经脉系统和脉穴，这个瘀络是不是放到脉穴里更合理？瘀络基本上都是浅表静脉嘛。说实话呢我也思考过这个问题，我考虑的结果就是没有结果。所以这里我先把它归为了皮穴，最起码我现在先把它当作皮穴也是能说得过去的。

为什么呢？翻开《素问·皮部论》发现，在经络系统中皮部比较特殊。经脉、经别、经筋各个元素之间还是比较独立的，而皮部和络脉之间的关系好像比较特殊。"凡十二经络脉者，皮之部也。"意思是十二经的络脉都是分属于各个皮部的。又说："皮者，脉之部也，邪客于皮则腠理开，开则邪入客于络脉……"在《素问·皮部论》里面，皮部和络脉是放在一起谈的，所以我这里把瘀络归为了皮穴。

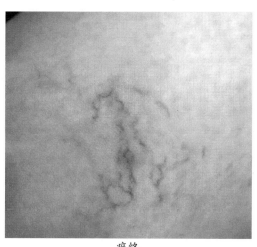

瘀络

　　当然后面我们讲到脉穴的时候我也会把瘀络归为脉穴。这样做不一定正确，我只是为了提供一个不同的视角，总之在当下，我们姑且把瘀络视为皮穴。

　　接下来我们要继续寻找皮穴。皮穴应该怎么找？这个问题可以直截了当地处理——所有有异常表现的皮部都可以视为皮穴。皮穴的分布有自己的特点，有时候和十二经络的走行关系比较密切，也有很多时候和我们神经系统的分布以及循环系统的分布有关系。这个我们先提一下，后面还要再讲。

　　那么我们想想还有哪些常见的皮肤异常表现呢？

　　第二个比较容易想到的就是皮肤上的丘疹。事实上皮肤上的很多丘疹也是我们人体疾病的体表反应点。举个例子，我老家有个老太太专治急性乳腺炎，她的治法很简单，就是在后背部寻找丘疹，当然有时候丘疹是一个类似于血管瘤的小红点，然后用缝衣针将它挑破。就这么简单，但是效果却出奇的好。先不举太多的例子，等以后我们讲到治法的时候会补充。

　　第三个容易想到的就是局部皮肤颜色的改变，就是某一块的皮肤颜色不太正常，有的是色素沉着，这种色素的沉着可能是一个点，也可以能是一片，我们都可以把它视为皮穴。当然有时皮色比正常的颜色要白或者淡一些。

举个例子，我曾经治疗过一个顽固性失眠患者，常规的治法是针灸加中药，治疗了半个月效果也不好。一般情况下我治这个病还是比较拿手的，但是对这个患者就没有效果。因为当时是冬天，所以扎针艾灸主要取四肢穴位，怕她衣服脱的多了再感冒了。后来我想，四肢取穴不行的话，那就在心俞、至阳给她扎一下吧。

她把衣服脱了，我发现心俞那一块有两个大米粒大小的小白斑，一开始我没有重视，还是继续扎针，但是效果还是不行。后来我想这两个小白斑在这里就是这里有问题嘛，于是给她刺血拔罐，结果效果出奇的好。之前费了九牛二虎之力，结果不如在两个小白斑上刺血拔罐的效果好。所以这个病例给我留下的印象特别深刻。

第四个容易发现的是皮下的结节。这个我们比较熟悉了，而且临床上碰到的比较多，比较常见的皮下结节有颗粒状的也有条索状的，小到小米粒那么大，大到蚕豆粒那么大，都可能会出现。

第五个是皮肤敏感度的异常。人体的皮肤敏感度是不一样的，但是病态的敏感度异常往往是皮穴的所在，比如我们在腹部进行检查的时候，用一根手指沿着肚脐的周围划一下，如果你划到某一个点的时候患者出现了紧张反应，这里往往就有问题了。

我举个例子。对一些疑难杂症，我喜欢在腹部治疗，人体受邪，正气应战，腹部可能是最后的战场，肓俞一旦被破，病邪可能直入膏肓。所以腹部往往是正邪交争比较厉害的地方，这就是兵法所讲的"腹地必争"，因此这里也是针灸施术的绝佳场所。一些疑难杂症通过腹部检查，找出治疗靶点，往往可以取得意想不到的效果。

有个女性患者，就是容易惊恐，人家突然大声说个话就能吓她一跳。一开始我在微信上给她开了温胆汤和柴胡加龙骨牡蛎汤都不行，所以就让她过来扎针了。我先给她进行腹部检查，但是没有查出什么明显的问题。腹部检查的时候我把她衣服拉上来，所以结束以后我就顺手把她的衣服拉下来了。

拉她衣服的时候手指划了一下她左侧天枢那一块皮肤，结果她像受了惊吓一样啪地一抖。很明显这里就有问题，但是下手去摸的时候又摸不到什么东西，皮下也没有结节，肌肉张力也没有什么异常。我再划一下其他地方的皮肤，她没有这种感觉。只有划她左侧天枢这一块皮肤的时候，她会有惊恐感。我就突发奇想，这个地方能不能扎针试试呢？实际上很多精神类的疾病和阳明经的关系是非常大的，这个以后我们再讲。

我就用皮内针在那一块给她贴了二三十针，想增加刺激的面积。再一个，她也不能经常过来，我把方法教给她，让她回去以后买几盒皮内针自己贴。那个地方贴上皮内针之后她就感觉暖烘烘的很舒服。后来贴了有个把月，这个病就好很多了。

我们继续寻找皮穴。毛发的异常处往往也是皮穴所在。有的人很奇怪，其他地方的汗毛都很正常，但是就有一个很小的区域，不长汗毛或者汗毛长得很奇怪。在我的阑门穴这里就有三根汗毛，长的跟头发似的，我把它扯掉了它很快就长出了。从小时候我就注意到这个现象，我一扯它，在我面部的一个点会有疼痛反应，它俩就跟量子纠缠似的。《玉龙歌》里有一句，"七般疝气取大敦，穴法由来指侧间。诸经具载三毛处，不遇师传隔万山"。这个"三毛处"就是指毛比较多的地方，我认为也指毛发异常的地方，所以我们取穴的时候要注意到这个问题。

一个患者一直胸闷，我本来想扎背俞穴的，结果发现从大椎穴到身柱穴这一段的汗毛很特别，又黑又密，又短又尖，而且汗毛都是竖着的。这就是皮穴啊。所以我就给他在这一段刮了痧，很快就出了很多痧，然后他的胸闷症状就大幅缓解了。

还有一个，皮温异常的地方也是皮穴。比如说有一小块皮肤皮温不太正常，或发凉或发热。当然我们人体的皮肤各个部位的温度并不完全一样，我说的皮温异常主要是指自我感觉为主。因为自我感觉是人体本能的表现，我们可以归为上帝的旨意。当然医生的感觉也很重要，一些爱吃冷饮的痛经患者，医生一摸她们的小肚子，很多都很凉。

皮肤张力异常的地方是不是也是皮穴呢？有的地方皮肤的硬度比周围皮肤要硬，那是不是可以说明这个地方也是有问题的？

汗出异常的地方也有皮穴的分布，皮纹异常的地方也有皮穴的分布，包括瘢痕也有皮穴的分布。现代医学基本上也证明了因为瘢痕而导致筋膜力学失衡，进而造成了很多疾病。

同样，电阻异常的地方也是皮穴。

总之，皮穴有很多很多，有的皮穴是一个点，有的是一个大范围的面积；有的是我们常用的，更多的是不常用的。但是我们要知道，但凡皮肤的异常处就有可能存在着皮穴，要提高重视。"有诸内者，必形诸外"，我们往往把体表的异常作为内脏疾病的一个体表反应点。但是很多时候，反应点和脏腑是一种双向互动的关系。脏腑的异常导致了体表反应点的出现，刺激反应点很多时候也能改变脏腑的异常，这一点尤其要引起重视。

第八讲　抓挠疗法

上次讲了皮穴，我们不能简单地把皮穴的出现当成一个病理结果。皮穴是比较好找的，因为它们的存在就是为了吸引我们的目光和注意力。上帝造人的时候可没有想过要和我们玩躲猫猫，所以皮穴出现的时候都很明显，而且很容易被注意到。

我们还要谈到一个问题，就是对皮肤的研究。目前我们的皮部理论是停滞的，但是我们的医疗经验却越来越丰富，以至于用皮部理论来解释这些丰富的医疗实践，有时候就显得苍白。

通过皮肤治病的机制是什么？我们中医有句话就可以概括，主要是因为卫气。《灵枢·本脏》曰："卫气者，所以温分肉，充皮肤，肥腠理，司开合者也""卫气和则分肉解利，皮肤调柔，腠理致密矣。"还有《素问·痹论》也曰："卫者，水谷之悍气也，其气慓疾滑利，不能入于脉也，故循皮肤之中，分肉之间，熏于肓膜，散于胸腹。"

所以卫气理论就成了一块"狗皮膏药"了，哪里都可以贴。但凡遇到皮部的疗法，我们就说治疗的依据是我们中医的卫气理论。但是我要让你给我好好讲讲卫气理论，你又讲不出来。本身我们的卫气理论就比较单薄，而且好像说的也不是太清楚。当然我水平有限，研究得不多，反正我是有很多困惑的，这个我实话实说。

假如都这样做学问的话，我们就没法聊天了。我们应该继续追问，而不是拿它当作"狗皮膏药"。我们中医教育有个很大的问题，就是不允许追问。"老祖宗就是这么说的，你知道就行了""能治好病就行了，不要问那么多为什么"。是不是这种情况呀？以至于我们的很多理论都停滞不前。你为什么不让我问为什么呢？很简单啊，因为你也不知道是为什么，所以你就把老祖宗搬出来了。

还是那句话，我们的老祖宗知道卫气慓悍滑利，而我们并不知道啊。我们现在完全有必要借助现代医学手段来丰富我们的卫气理论。比如说，研究浮针的医者，在这个上面下了不少功夫，当然也存在一些争议。但是一些事情必须有人要去做，我们不去做，以后西医做出来了，我们就得去学习。老祖宗知道的已经都告诉我们了，老祖宗不知道的呢？就得靠我们自己了啊。

不扯这些了，我们回到正题，我们上次已经讲了皮穴。这次顺便就把皮部的治疗手段讲一下。我们从历史视角来说一下。上帝造人的时候肯定知道我们人类最早是不会使用工具的，也就是说我们唯一的工具就是我们的这双手。

所以我们先来讲手。我们这双手能干什么呢？能挠能抓吧？所以我们说最早的治疗手段就是挠挠抓抓，听起来是不是胡说八道？

再回到我们曾经举过的例子，我皮肤痒算不算疾病？在我看来，这就是疾病，因为它让我不舒适了嘛。那我挠一下就不痒了，是不是就把它治好了？挠挠抓抓它为什么就不是治疗手段了呢？在我看来这就是个治疗手段，而且这个治疗手段非常的有意思，因为我们后来的毛刺法很可能就是从挠和抓发展过来的。

还有这个报刺法可能也是由抓挠发展而来的。《灵枢·官针》曰："报刺者，刺痛无常处也。上下行者，直内无拔针，以左手随病所按之乃出针，复刺之也。"我们看，是不是有点像哪里痒我就挠哪里啊？

不妨看看动物。很多动物比如说牛，在生病的时候喜欢蹭树，牛肯定不如人啊，它连工具都不会使用的，所以只能借助外来的工具，找个墙或者树在那里蹭啊蹭，这对它们来说就是一种治疗手段。还有猪打泥也是一样的道理。所以你怎么能说抓挠不是治疗手段呢？

举个例子，我曾经遇到过一个怪病，这个人是我一朋友，他两三个月来总是感觉左手合谷穴那里皮肤发凉。我问他症状，他也没有什么不舒服的。他还很较真，特地买了一个体温枪，量过之后呢发现皮温是一样的，也就是说发凉是他的自觉症状。

他打电话问我怎么回事，这事我也说不清啊，他又没有其他的什么症状。我给他说无所谓的，先观察一段时间再说吧，因为我也想看看他这个结果会是什么样，合谷发凉他以后肠胃会不会出问题？所以我就想让他观察一下。

这兄弟呢有点强迫症，总怀疑自己要生大病，必须要我给出一个解决的方案。我说：你闲着没事就挠挠它。我这么一说他就不高兴了，挠两下这哪叫治病啊？

所以我又给他编了一套理论，我说：每天早上五点到七点这个时候挠它，因为根据子午流注，这个时候是大肠经当令，合谷又是大肠经的原穴。而且挠它的时候一定要面东而立，因为这个时候是卯时，五行属木，木可以疏土。

就这样挠了个把星期就好了。他这个病是怎么好的？就是自己挠好的呗，什么阴阳五行、周易八卦的，和那些没有关系。你挠的时候皮肤是不是就充血了，继而就开始发热？越挠越凉的人很少吧，大部分人都是挠过之后皮肤发红发热。卖面膜的总说"促进你皮肤的微循环"。那我挠两下，微循环是不是一下子就起来了？

再举个例子，我以前小区的一个老爷子一直咳嗽，总是不好，这个老爷子人很好，他这个情况一般扎鱼际穴就行，但是鱼际扎着特别疼，后来我就给他扎了一针列缺穴，然后看他肺俞那里有两个丘疹，就给他刺了血、拔了罐。隔天他来找我说效果不错，减轻了不少，但是还没有完全好。我说这样吧，您家里有老头乐吧，就是那个用来挠痒的玩意儿。他说家里有。于是我就让他自己挠膀胱经，然后重点挠上背部。我也没给他说非得挠肺俞，反正上背部重点挠挠就行。

为什么让他挠呢？因为第一次给他治疗的时候我就发现他肺俞那块有丘疹，我就想看看刺激一下皮部行不行，皮毛应肺嘛，刚好他是个咳嗽病。还真别说，效果还真挺好的。老爷子后来找我的时候很高兴，我就和他说："你要把这个经验在你们广场舞的圈子里推广啊。"因为这种病我又不经常治，所以我想从他那里总结一些经验。后来老爷子给我反馈，有的效果确实还真挺好的，但是对于有的人效果就很一般。

我在想为什么有的人效果好、有的人效果不好？是不是只有具备皮部反应的这些人效果才会好呢？当然我现在经验不多，也给不出答案，只是提供一种思路，大家以后多试试，看看能不能总结出经验。

给大家举这两个例子是想说明什么呢？并不是说我路子野，举这两个例子是想让大家引起重视。目前并没有以抓挠为主的疗法，但是我相信在人类的远古时期肯定存在这种疗法。所以我一直想把他复原，咱就称为抓挠疗法。也算对得起老祖宗了啊。

实际上提出一个抓挠疗法的概念我觉得完全没有问题。我这两年对少数民族医学的外治法特别感兴趣。在苗族医学里有个疗法叫"掐刺疗法"，意思和我所说的抓挠疗法差不多。我平时跟人聊天，很多人总觉得我在吹牛，举的病例都是编出来的，咳嗽你用老头乐给人挠好了，这不扯吗？一听就是你胡编的啊。我现在就可以告诉你们，在苗医的"掐刺疗法"里有一个"掐蝴蝶法"，就是专门用来治疗呼吸道疾病的。

我们顺便讲一下这个"掐蝴蝶法"是怎么回事。我们的胸骨在中间，两旁是两块胸大肌。这样看像不像蝴蝶，两块胸大肌是两个翅膀，胸骨是蝴蝶的身子，天突穴这里就是蝴蝶的头了。这是我们身体上的一个"蝴蝶"。我们从背部看的话还有一个蝴蝶，两个肩胛骨是翅膀，胸椎是蝴蝶的身子，大椎那里就是蝴蝶的头了。现在大家知道"蝴蝶"是怎么来的了吧。

我们再接着讲掐法。很多的呼吸道疾病，在这两个蝴蝶形区域里的皮部会出现蝴蝶形的皮斑。皮斑的颜色有很多种，红色的和黄色的一般叫作"铜蝴蝶"，褐色的和黑色的一般叫作"铁蝴蝶"，我们姑且称它们为皮穴。找到了这些皮穴之后呢就用指甲盖去掐，一直掐到皮穴消失，也就是说皮肤颜色恢复正常为止。

讲了这个掐刺疗法，你们就知道我的路子并不野。不是我要标新立异，一拍脑袋自创个疗法。我之所以敢去这样治病，是因为我知道我们的前人已经给我们总结出了经验，我只是站在前人的肩膀上做一些发挥罢了。

除了抓挠之外，用手揪是不是也可以？很多人在思考问题的时候喜欢揪印堂，这也是一种通过自我治疗来提高大脑反应速度的方法吧？北京的王居易老先生有个"揪法"，这个疗法就和揪法很密切。你们看我的病案的话就会发现里面有用揪法的。一个小孩子总感觉头晕，因为在外地，不方便过来就诊，我就让孩子的母亲每天揪孩子的耳垂一百下，三天后症状就大为好转。

所以你们就理解了，我为什么要先讲我的理论体系了吧？要不然你们看我的病案就觉得特别的乱。我给你们一讲你们就明白了，用全息理论解释的话，耳垂是不是对应人体的头部，用手揪耳垂是不是可以治疗头部的病？这下你们明白了吧？

现在让我们举一反三：孩子的记性不好怎么办？揪耳垂可不可以？

第九讲　摩法

我们继续往下讲，除了挠、抓之外还有按摩疗法。这个大家都非常熟悉了，在我们的《素问·血气形志》篇就讲到"形数惊恐，经络不通，病生于不仁，治之以按摩醪药"。按摩这种事老百姓都知道，是一种很好的家庭保健方法。不光是现代，古代也是如此，我们的大诗人陆游有首诗叫《闲中作》：

呼童按摩罢，倚壁久伸余。

棋局可忘老，鸟声能起予。

扫檐怜冒蝶，投饵出潜鱼。

向晚明窗下，还来读旧书。

这首诗的第一句就提到了按摩。这首诗可能大家都不太熟悉，我比较熟悉是因为我非常喜欢陆游，尤其他和唐婉的故事太感人了，你看他那个《钗头凤·红酥手》写的，"东风恶，欢情薄，一怀愁绪，几年离索"。

我们说的按摩是一个广义的概念，抓、挠、揪这些也可以算作按摩。按摩到现在依旧是主流疗法，《医宗金鉴》有"正骨心法要旨"，大家可以多看看。但是我们今天讲的呢主要是摩法，因为按法可能主要是作用于经筋系统，而摩法主要是作用于皮部。可惜我们现在临床上摩法用的不是太多，实际上摩法是非常丰富的，我们的教科书上讲的推法、运法、擦法、刮法、搓法、摸法、梳法，广义来说都属于摩法。

目前只有小儿推拿里面依旧有很多的摩法，我们成人的推拿法中摩法不是太常用。我们还是要共同努力把它丰富起来。

我给大家讲一个故事。《脏腑图点穴法》很多人应该都听说过，是由王雅儒老先生口述而成。这本书继承的是《推按精义》。我们现在都知道，《推按精义》这本书已经不在了，只留下了《脏腑图点穴法》。实际上不是的，《推按精义》这本书可能在一个老先生家里，这位老先生精通脏腑点穴法，是从他爷爷那一辈传下来的。

为什么要说到这个事呢？因为我见过很多的脏腑点穴法，都不太正宗。这个老先生的手法我是见过的，当年我们把他请到山里，我负责照顾他的起居。他年少时就开始研究《四圣心源》，对黄元御的学术思想很有见地。老先生特别保守，那时候他给人脏腑点穴是不让人看的，很多人想学学不到。我这个人无所谓的，再好的技术我不一定看得上。

老先生就看重我这一点了，我不是处心积虑地想学他的东西，我嘛无所谓的，再说那个时候我就把自己当成爱好者，从来没想过有一天还能当医生。我那个时候照顾了他个把月，也很用心，老先生也很感动。后来有一次给人治疗的时候就带着我去了，那次我见到了，脏腑点穴一直都是秘传的，古代的时候手上要盖块布的，就是怕被别人看到手法。

那次老先生当着我的面做了一套全套的。我发现他的作用点就是在皮部。所以后来我看到那些点穴的时候很用力，点的很深，那他们可能不正宗了。当时我用手机录下来了，录这个东西是为了把这个手法传承下去。我后来把那个文件就放到了电脑里，很多年我都没有看过一眼。不幸的是后来电脑被我弄丢了。

《推按精义》上取穴的顺序和《脏腑图点穴法》这本书的记载有细微的差别。当时老先生把《推按精义》上的取穴顺序告诉我了。我用个纸条记下来，夹在我的钱夹子里面的，后来钱夹子被人偷了，现在让我想我也想不起来。这个事真是可惜了。

你们谁要练习《脏腑图点穴法》的话我告诉你们一点，点穴的时候指力是非常轻的，作用点的力度应该不超过皮下浅筋膜，你们千万不要用大力给人往狠里点。

今天我们先讲这么多吧。

注：本书出版时，文中提到的老先生已经仙逝一年多。

第十讲　拍打疗法

　　我们上次讲了抓挠疗法和摩法，实际上所有的徒手治疗都是按摩。我们是为了讲课需要，人为地拆分开了。徒手治疗还有一种比较常见的，那就是拍打疗法。拍打疗法是个很好的疗法，可惜前几年被玩坏了。拍打疗法在医院不太常用，但是在民间还是有不少用的，比如北京的葛氏捏筋拍打疗法。拍打疗法的作用力度是有讲究的，有的作用力度比较深，那么就刺激了皮部和经筋。我说的浅表拍打法主要是作用于皮部。

　　拍打疗法是作用于皮部的一种值得研究的方法。老百姓也有这种经验，我小的时候就比较捣蛋，大人就拿树枝抽我，一边抽我还一边说"给你松松皮，让你长得快点儿"。

　　在我看来鞭打也是一种拍打的方法，只不过这种方法必须要加以改良。很多疗法在我看来是很有研究的必要的，只不过是这些东西都被人玩坏了，你再提到拍打疗法，老百姓就不爱听了。

　　当然有的拍打疗法作用深度比较深，不是单纯的作用于皮部了。我们这边有人治疗颈椎病、腰椎病就拿个榔头敲。脊柱上铺一块木板，然后用榔头在上面敲。据说效果还是挺好的。民间还有铜锤疗法，这些疗法并不是单纯的皮部疗法，所以我们只是简单地提一下。

　　拍打疗法里面有一种拍痧的方法。我们接下来要讲痧法，所以这里先把拍痧疗法说一下。在《灵枢·邪客》篇最后有一段话，"黄帝问于岐伯曰：人有八虚，各何以候？岐伯答曰：以候五脏。黄帝曰：候之奈何？岐伯曰：肺心有邪，其气留于两肘；肝有邪，其气流于两腋；脾有邪，其气留于两髀；肾有邪，其气留于两腘。凡此八虚者，皆机关之室，真气之所过，血络之所游，邪气恶血固不得住留，住留则伤筋络骨节，机关不得屈伸，故拘挛也"。

　　这里提出了"八虚"的概念。"皆机关之室，真气之所过，血络之所游"，所以邪气恶血不能留驻，要不然身体就要出问题。当然邪客篇只讲了肢体的症候，像伤筋络骨节、机关不得屈伸这些都是肢体的症候。但是一些脏腑的症候我们也不要忽略了。"八虚"这些位置我们一般用拍痧的方法比较好。

一些心肺不好的患者，我们可以在肘弯给他拍痧，尺泽和曲泽都在这里。肝不好的，我们可以在腋下这一块找个地方拍痧。但"肝有邪，其气流于两腋"这句话还是有些争议。肝经并不是走在上肢的，常见的解释的就是极泉穴这一块是厥阴经循行的地方，而厥阴经上连心包、下连肝。所以这里可以治疗肝病。

这样解释当然没有问题啊，但是我的意思是不解释也可以。我们与其把这句话当作针灸理论，不如干脆就认为这是一种经验的总结。我不管原理是什么，但是这里可以疏肝气，可以治疗肝脏的疾病。提醒大家一下，我们治疗肝病的时候不一定非要用太冲。

比如疏肝气，我喜欢用百会穴。《灵枢·经脉》里讲"肝足厥阴之脉，起于大指丛毛之际……与督脉会于颠"，由此可知肝经在颠顶与督脉相会。基于此，我们临床上给头痛做分类的时候往往把颠顶痛归为厥阴头痛。

既然肝经在颠顶与督脉相会，那么二者是否存在一个交会穴呢？好像没有见到非常明确的记载，王冰在注解《素问·骨空论》时提出百会是督脉和足太阳脉的交会穴。但是通过肝经的循行我们可以比较肯定地推测，督脉和肝经在颠顶是存在交会穴的，这个交会穴可能是整个颠顶区域，也可能是颠顶的某一个穴。所以百会即便不是二者的交会穴的话，也是处在二者的交会区域。也就是说，百会可以同时作用于肝经与督脉。

我感觉从疏肝的效果上来看，百会的作用并不比太冲的弱，尤其对于一些肝气郁结所造成的情志病，百会可以发挥疏肝和近治等多重功效，有着独到的优势。这也是我喜欢用百会的原因之一。

还有一点，《素问·金匮真言论》里讲"东风生于春，病在肝，俞在颈项"，颈项部的一些穴位也有很好的疏肝的作用。但是从经络来解释的话好像也有点牵强。我的意思啊，像这种情况，我就把它当作是医疗实践的总结。我不把它归为理论的部分。所以我在临床上治疗一些肝郁的患者也喜欢用颈项的穴位，效果还是很好的。现在我们用脊柱相关疾病这套理论能解释这个问题。颈椎出问题，所造成的一系列的症候群里，有相当一部分的表现和我们中医的肝郁造成的症候群比较接近。但是我们的古人早就注意到这个现象了，所以提出"俞在颈项"的观点。

"八虚"还有两髀和两腘，脾胃的问题可以在腹股沟这一块拍痧，气街就在这里。气街即气冲穴，也是一个很大的穴，李东垣擅长治脾胃，他就说脾胃虚弱，感湿成痿，要在足三里和气街刺血。但是鉴于这里的解剖结构，我一般不太放血，拍痧的话手法也要轻。

肾和膀胱的问题我们可以在腘窝拍痧。治疗一些腰痛患者，我会在委中拍痧。

第十一讲　痧法

前面的几讲我们基本把徒手治疗讲得差不多了。我们继续站在历史视角来分析一个现象。

一开始人类不会使用工具，所以只能徒手治疗，按照道理来说，徒手治疗经验的总结应该是最丰富的，可惜我们《内经》虽然提到了导引按跷，但是并没有过多的论述，这是一个很奇怪的现象。但是事实上，我们的医疗经验又是非常丰富的，即便到了现在，徒手治疗依旧是一个主流的疗法。

这里我提一个观点，目前我们的按摩所用的理论还是《内经》的理论，我们还是按照脏腑经络这一套来解释的。但是我个人的观点认为，按摩应该有自己的理论体系。这种理论体系应该包括《内经》的内容，但是比《内经》还要丰富。这个我们讲到经筋系统的时候会再讨论一下。

接下来由于人类的进化，终于学会了使用简单的工具。所以我们的先民开始了进一步的探索。这个时候角法可能就出现了。我这里讲的角法主要是指刮痧和拔罐。当然从历史上看，拔罐肯定要比刮痧晚的多。我这里不太严谨地把它们放在一起讨论。

我们先来谈谈刮痧，我们姑且称之为痧法。痧法非常有意思，举个例子，我们刮痧的时候会发现有些人或者有些病特别容易出痧，而有些人和有些病又特别不容易出痧。这是一个很有意思的现象。为什么会这样呢？

我们之前讲了，所有的疾病都可能存在由体表而解的趋势。这是上帝的旨意，我们的本能就是如此。有些病从表而解的趋势非常明显，比如我们的发烧感冒。治疗外感病很多时候扎针的效果并不好，承淡安老先生在他的《伤寒论新注》里就提到过这个问题。

从我个人的经验来讲也确实是这样。有的患者给他扎一下大椎，他就好了；但是还有很多患者，在常用的穴位扎了好几次效果也很一般。尤其是发烧的患者，扎了针当时体温是能降下来，但是很多患者的体温过一会又上来了。

我是从前两年开始思考这个问题的，后来慢慢找到了答案。外感病作为一个表证，那么从体表而解的趋势是最明显的。既然如此，为什么不去刺激患者的皮部呢？还有一点，既然表证从体表而解的趋势最强，那也就意味着表证排异的范围可能非常大。而我们扎针时往往是个点刺激，那么也就是说刺激力度可能不够。

后来我想，刮痧不是很好的一个手段吗？这是面刺激而非点刺激。我以前不太重视刮痧，说白了有点瞧不上。我觉得我会扎针就高人一等，刮痧嘛，农村的老头老太太都会的，就觉得很 low 啊。但从那以后，我就开始重视痧法了。经验也就慢慢地总结出来了。

得外感病的人是非常容易出痧的，这个很有意思。这说明了什么呢？外感病就是想从体表来排异，这个时候我们轻轻刮两下就出痧了，顺应了人体的本能趋势嘛。这种情况在我身上尤其明显，因为我这个人非常不容易出痧，刮痧刮个半天都不出痧，拔罐留罐很久，水疱都出来了都没有罐印。但是我感冒的时候出痧就容易很多，尤其是大椎那一块，比较容易出痧。

现在我治疗外感病一般都配合痧法，这比单纯的针刺效果要好，回头你们可以试试。选膀胱经和督脉为主，以项背为主。先大致地刮一下，看哪个地方比较容易出痧，哪里容易出痧就重点刮哪里。为什么呢？容易出痧的地方，说明我们的本能就是想从那里来排异。我们一再强调，治病要顺势而为，因势利导。不容易出痧的地方，说明我们的本能不想从那里排邪，那我们就没必要去"滥杀无辜"。

还有一些病不容易出痧，那么可能说明身体不想通过这种痧法来排邪。我们也没必要非得去刮，一看不出痧又变本加厉下狠手。所以我不赞成把人全身都刮的血肉模糊的，你可以大范围寻找，然后在容易出痧的地方重点刮一刮。当然不容易出痧，还应考虑到个人的体质因素。

2020年的春节，本来就是流感的高发时间，又遇到新冠疫情。我们家里很多人发烧，一开始都没有地方去看病。我就给他们刮痧，冬天脱衣服不方便，就重点刮大椎附近，嗓子疼的在天突穴附近给他揪痧，效果都挺好。

我们不要总觉得刮痧是个很没有技术含量的疗法，我以前就是犯这样的错误。实际上，我们通过体表几乎可以治疗所有的疾病，而刮痧作为一种体表疗法，对很多病都有非常好的效果。可能我们的先民最早的时候先学会的揪痧。比如感冒了嗓子疼，一开始可能是本能地在脖子上揪了几下，结果发现竟然出痧了，于是就总结出了医疗经验。后来有了工具，便开始借助工具来实现痧法。

可惜呢，我们的痧法一直没有成为主流疗法。一直到清代，有个叫郭志邃的人写了一本书叫《痧胀玉衡》，痧法才算是有了第一部专著。但是痧法一直在民间广为流传，比如壮族就有抓痧疗法，用两根手指头或者两个棍子把皮肤夹起来夹出很多痧，现在在广西很多的农村依然大量使用。而且比较有意思的是，街头上放把小凳子支个摊，谁来了往那一坐，然后衣服脱了开始治疗，完事了走人。

我曾遇到一个患者，一开始说是鼠标手。我就给他检查，结果发现在手臂的内侧有大量的皮下结节，结节有米粒大小，但是非常多而且分布范围比较广。我这个人有密集恐惧症，摸他的结节膈应的不行。我就很奇怪，怎么会有那么多结节呢？我就问他心肺有没有不舒服，他说稍一运动就容易喘，然后我就给他刮痧了。

对于这种大面积的皮下小结节，刮痧是非常好的方法，没刮几下痧就出了很多。完事再去摸那些小结节就明显改善了。当然这个患者我没有持续跟踪，但是从经验来说，能多刮几次的话效果应该是很好的。这个经验你们以后可以去试试，对于大范围的皮下小结节，刮痧比扎针效果好。毕竟刮痧作用更加直接，很多时候我们治病不要绕弯弯，单刀直入，直捣黄龙最好。

第十二讲　拔罐

　　这里再讲一下拔罐，老百姓都知道，扎针拔罐，病好一半。但是我们现在只将拔罐作为针灸的一种辅助疗法，扎过针了顺便给你拔个罐子，这是有点可惜的。实际上拔罐的手法也有很多。走罐、闪罐、留罐、针罐、血罐，这些都很有讲究。

　　我来说一个经验，就是急性的软组织损伤能不能在局部针刺的问题。有的人在局部针刺之后会使局部的症状加重。毕竟针扎进去，属于二次创伤嘛，可能会加重局部的渗出或者炎症反应。

　　我以前也有过这样的困惑，就去问我师父，师父说在局部针刺是可以的，但是起针后最好拔个罐子。以前市体育队的同志经常找我帅爷看病，有比赛的时候会请我师爷跟着过去。运动员在运动场上受伤了，我师爷就局部扎针然后拔个罐子，效果还是很好的，起了罐就能继续比赛。我师父从小跟着我师爷长大，所以他也是按照我师爷的方法来做。

　　后来我也总结出了个经验，急性软组织损伤的时候，在局部针刺后，拔罐和不拔罐效果还是有差别的。这个我也想不太明白，毕竟拔罐也会造成二次创伤啊。具体作用机制是什么？这个需要专业的研究人员去研究。

　　还有一个刺激量的问题，我们拔罐一般就留罐几分钟，但是有的人耐受拔重罐，留罐的时间很长，皮肤上就会出很多水疱。当然，我自己是不会用这种方法的，毕竟容易造成医疗纠纷。但是这种方法绝对值得研究。

　　我注意到重罐是因为一些患者的反馈，医疗很多时候需要医生和患者共同参与。我一般给患者治疗结束后会让他们回家继续进行艾灸或者刮痧拔罐。很多患者给我反映，一开始按照我说的留罐时间做，但效果并不好。患者本身很容易有个习惯性想法，时间短了不行，就多拔一会吧。结果拔出很多水疱，但是拔出水疱之后效果确实提高了。

　　我也请教过一些人，他们说痰湿是可以直接拔出来的。后来我就想，它的作用机制是不是因为水疱存在，这个吸收过程本身就是一个持续的对身体的刺激过程。这个类似于瘢痕灸，造成的瘢痕对身体有长时间的刺激，原理是一样的。

但是转念一想又不对，因为患者拔出了很多水疱之后，当下症状就得到了缓解。这个和后续刺激的时长应该是没有关系的。

当然我比较保守，不太会用重罐。条件允许的大家可以去试试，回头我再向你们学习。

拔罐治疗一些焦虑效果也挺好，有的人很焦虑，脑子一直在飞速运转，停不下来。对于这种脑子停不下的患者，如何让他停下来呢？就是在督脉和膀胱经上走罐。从上往下走，把气引下去。在《素问·病能论》里有个治疗狂证的生铁落饮，经文说它能"下气疾也"，就是引气下行的速度特别快。我们用走罐的方法也能很快地引气下行。

这种病我治的还是比较多的，有的人一晚上都睡不着觉，第二天一早就跑过来了，说脑子根本停不下来，然后我就从上往下给他走罐，很多人当场就能睡着。走罐的时候罐不要吸得太紧，不要让他太疼，这个方法非常好用的。

还有一个就是在神阙拔罐治疗荨麻疹，这是一种脐疗的方法。像荨麻疹这种问题，治起来还是很容易反复的，让患者买套气罐，自己坚持在神阙拔罐，医患互相配合，治起来就会轻松些了。

因为拔罐大家都比较熟悉了，所以我们就简单讲这么多。

第十三讲　挑治疗法

前面我们已经讲了很多，但都是非介入性的，接下来我们谈一下介入性的治疗方式。介入性的治疗方式就非常丰富了。我们先讲挑治疗法。可能你们要问了，体表的介入治疗方式很多，为什么要先讲非主流的。

我们首先要研究一个问题，那就是挑治疗法效果是不是有效的？根据我的经验，效果还是很好的。那么我们要进一步追问，为什么这种效果好的疗法没有成为一个主流疗法？

我们说一个疗法被淘汰有很多原因，有的是因为工具不好制造，有的是因为治疗手段风险比较大，有的是因为效果不好。当然，大部分被淘汰的疗法都是因为效果不好。现在的社会还存在另外一种可能，那就是这种疗法不能产生可观的经济效益。但是这个问题在古代是不存在的。

既然挑治效果很好，为什么没有成为主要治疗手段呢？在我看来可能是因为针灸理论的原因所造成的。《内经》虽然讲到了九针，但是理论范围实际上很窄，更像是为毫针所配套的理论，这样的结果就是到了针灸学发展的后期，治疗手段就以毫针为主了。而其他的针具则慢慢衰落，当然并没有消失，而是在民间流传。以至于到现在，挑治在民间依然流行。

我们可以认为针灸学的发展存在两个主线，其中一个是官方主线。官方主线一直很重视理论的建设，因为这些医生一般都有很高的知识水平。越是知识水平高的人越是偏爱于理论，这样发展下去就会进入一个误区，那就是对针灸学理论的过分追捧，这种现象在金元时期达到了高峰。

我们比较熟悉的子午流注以及和其相关的灵龟八法，从金元到明清都是非常热门的，很多书上都有记载，这套针法很复杂、很具有专业性。但是如果我们看这段时间的关于针灸的医案的话，可以发现用这些方法的医案是很少的。张树剑老师曾经写过一篇论文来讨论这个问题。这说明什么呢？针灸理论和针灸实践这两条线并不是完全同步的。

针灸的发展还有另外一条主线，就是民间主线。因为民间多是山野村夫，他们追求实用为主，对背后原理的追问往往不足。这样一来，他们没有受到针灸理论的过多束缚，而是从医疗实践出发总结出了大量的经验。我们现在再看这些经验的话，受十二经络理论的影响很小，以至于很多选穴和十二经络的穴位相差很大。

这在我们看来好像显得有些路子野，然而事实可能未必如此，我们千万不要用我们已知的理论去评判所有的医疗行为。实际上《内经》中既有表述理论的篇章，也有很多表述经验的篇章。理论的东西沿着官方主线在发展，而经验的内容则沿着民间主线在发展。所以我们现在要把它们重新整合，谁也别瞧不上谁，二者无论缺少了谁，我们的针灸医学都是不完整的。

我们回过头来再看挑治。和挑治有些近似的还有一个割治疗法。割治主要是把皮肤割开一个小口子，然后取出点脂肪，所以又叫割脂疗法。在上海曾经有个张少堂大夫，擅长用割治疗法治疗儿科疾病。割治疗法现在用的很少，我本人一次也没有用过，所以只是提一下，以后大家可以一块研究。这个割治疗法历史上的记载好像也不多，清代《理瀹骈文》里有"割缝法"，好像和这个有点关系。

挑治法的治疗部位一般集中在表皮到皮下浅筋膜这个范围。比如老百姓俗称的挑羊毛痧，是把皮下的纤维组织割断或者挑断或者进行牵拉，这个主要是作用于皮下浅筋膜了。当然，挑治有的只是作用于真皮层。我很多年前遇到过一个挑治的高手，这个老先生用的针比较大，和一次性筷子差不多大小，拿在手里很方便，用挑治疗法来治病效果惊人。当年他也有意教我，但是我懒得学，因为我觉得这种治法不入流，所以我瞧不上。每个人都有年少无知的时候，我以前遇到过很多高人，可惜机会都被我错过了。

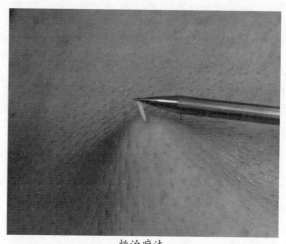

挑治疗法

所以这次我要把这个观点提出来，不要小看了这些貌似不入流的疗法。我有个老大哥，医术也是蛮高的，我经常去跟他学几招。他自己就有个毛病一直治不好，脖子从小时候就容易发紧，一发紧就偏头痛、高血压、失眠。他每次都是吃点葛根汤能缓解，扎针嘛也试过很多方法，效果不明显，我也给他扎过针，但是我也没给他扎好。

后来有一天和他聊天，他告诉我脖子好多了，同时偏头痛、失眠、高血压也好了很多。我也很好奇啊，他告诉我，他试了很多种方法，比如在大椎那里进行瘢痕灸，结果大椎那里留了个疤，还是没有治好。后来他就让他的学生给他在阿是穴用钩针钩了一次，结果症状大为缓解，当天晚上睡眠明显改善，而且疗效也比较持久。

郭廷英老先生介绍过一个经验，挑治疗法治疗癌症，这个大家回头去研究一下。还有一个人大家也可以了解一下，南京的张乃中先生好像没有著作，不过在网上可以搜到他口述的《挖根祛邪》一系列文章，他的想法很有意思，也很有启发性，大家可以搜索一下。

我现在用挑治法比较简单，如果我想作用于皮下浅筋膜的话，我就用个刃针直接切割几下，这样比较方便。因为是直接切割，便少了牵拉或者钩挑这个动作，这可能会对效果有一定的影响。如果是作用于真皮层，我一般就用三棱针来挑。我说的是简化版的，正宗的挑治比这要麻烦的，我不忙的时候才会用。

我治疗过一个颈椎病患者，很有意思。这个患者之前已经治了一段时间，但是效果比较差。到我这里来了之后，我检查一看，脖子后面有几个小丘疹。就给他挑治，治了一次就好得差不多了。有些常见病治起来比较简单，大家各有各的套路。但是这些常见病里也有一些非常顽固的，这个就有意思了。你不把某个点找出来，还真拿它没办法。

我再提出一个观点，可能大家平时不太重视。儿童的近视是个全国性的问题。现在儿童近视很多和颈椎关系非常大。你把颈椎给他治好了，他的近视就能改善。颈椎上的很多穴位都能治疗近视，比如风池、风府、天柱、颈百劳、大椎这些。有的小孩颈椎上会有皮部的反应的，那么我们就要治疗皮穴了。刮痧和挑治都是不错的疗法，效果很好。

我还治疗过一个姑娘的甲亢，就在脖子后面发现了丘疹，给她挑治效果很好。原本的几个丘疹被我治了之后，别的地方又起了新的丘疹。反正我是见一个打一个。挑治配合刮痧，最后效果还是很满意的。

挑治疗法治疗痔疮效果也是非常好的，就在腰骶部找反应点。

挑治疗法在壮族医学里依旧流行，这方面的书籍也有不少，建议大家多关注一下。以后我们讲到医案的时候，可以再重点讲讲。

第十四讲　皮穴浅刺

　　我们要简单提一下针对皮穴的浅刺法。我们上次讲过的挑治法也是皮穴浅刺法，只是我给它做了专门的章节。今天讲的浅刺主要是指皮内针、浮针、筋针、皮下留置针、超微针刀等而言。这方面的著作很多，大家可以多看看。

　　但是现在的浅刺法主要用来治疗疼痛，而且大多是针对皮下浅筋膜。这个就有点局限了，没有完全发挥出浅刺法的优势。目前我们的浅刺法主要作用于经穴或者根据解剖结构得出来的治疗靶点，但是对皮穴和经皮系统的重视不够。所以我这里就提出了这两个概念，希望能丰富我们浅刺法的理论。

　　我们有了皮穴和经皮系统的概念，在这一套理论构架之上可以纳入所有的浅刺法，进一步发挥浅刺法的作用。千万不要觉得我把这个针扎的越深越好。日本的针灸扎得都是很浅的，进针一两分，我们国内很多老先生，比如杨甲三、肖友山、程莘农也擅长浅刺。现在很多人提倡舒适化针灸，因为浅刺给患者带来的痛苦比较小。

　　一般的浅刺法作用于皮下浅筋膜比较多，很多时候我们可以扎得更浅。比如扎背腧穴我们扎在真皮层效果也很好，因为扎得浅，这个针往往都立不住，进针后我们做大幅度的捻转。最好让皮肤上出现红晕，针眼附近出现红晕的话，气化反应就好，效果也好。

　　我现在用浅刺法比较多，而且用浅刺法也经常能做出烧山火和循经感传的效果。我上次就给一个教授演示了一下在皮肤上做烧山火，他一开始是不相信的，后来就服气了。这方面我们还是有很多经验可以学习的。比如王迎老师的"皮肤极浅刺制凉制热针法"，李长俊老师的"无极飞龙针法"里也有相应的内容。

　　这样我们的皮部治疗手段基本上就讲完了，当然并不全面。在我看来手段并不是那么的重要，重要的是我们的观点。很多人一开始学针灸的时候都有个困惑，不知道扎多深，以至于很多人喜欢扎得很深，好像扎浅了怕治不了病。然而事实并非如此，因为皮肤就是我们人体的城墙，也是我们排邪的主要通道，所以皮部是一个非常好的治疗靶点。我们也说了，上帝很有可能一开始就是想让我们尽量在皮部把所有的问题搞定。

第十五讲　皮穴的分布规律

我们之前讲了皮穴，也讲了针对皮穴的一些治疗手段。但是皮穴应该怎么找呢？之前说了一些皮穴的特征比如丘疹、色斑等，但是这些都是一个个的点或者片，如果这样去找的话就得要求患者脱光衣服了。那么皮穴有没有分布规律呢？这里就要引申出一个概念——经皮系统。

当然皮穴的分布有一部分是有规律可循的。但是，我目前对于很多皮穴还没有找出它们的分布规律。所以这也就意味着，我这里提出的经皮系统并不是一个完整的系统。我希望大家共同参与起来，不断完善皮穴和经皮系统的理论。

皮穴分布规律主要有以下几个特点：

第一个规律：皮穴是沿着脊柱在背腰部分布。民间的挑治疗法主要都是在背腰部进行治疗。

第二个规律：皮穴是在脏腑的体表投影区分布。这个分布规律有助于我们治疗很多脏腑的疑难杂症。

就我目前的观察，这两个规律是最为明显的。

我们之前讲皮穴的时候有一部分是有实质的皮穴存在的，比如皮肤的阳性反应等。但是也有一部分是看不到这些阳性的反应的，比如八虚拍痧，很多时候看不到阳性反应。但是这也是我们的皮穴。为什么呢？所以我们要讲一下皮穴分布的第三个规律了。

第三个规律：皮穴是沿着十二经络分布的，也就是我们的十二皮部。十二皮部按手足同名经相合的话就是六经皮部。六经皮部各有自己的名字。太阳皮部称关枢，阳明皮部称害蜚，少阳皮部称枢持，太阴皮部称关蛰，少阴皮部称枢儒，厥阴皮部称害肩。

如果我们找不到阳性反应的皮穴的话，可以选择常规的腧穴，比如足三里。如果在足三里能找到皮肤的阳性反应更好，如果找不到的话，我们就按照传统的足三里定位来下针。只是这个时候我们针刺的深度比较浅，只是扎在了皮部。我们也可以认为我们扎的是足三里的皮穴。如果我们能在委中发现瘀络的话，直接刺血最好，因为会存在一个阳性的皮穴。如果委中这里没有瘀络，我们往往就点刺皮肤，也可以说扎的是委中的皮穴。

我的经验是，如果能发现皮部阳性反应的皮穴，针刺的效果是比扎腧穴的皮部要好的。

第四个规律：皮穴是沿着神经系统和循环系统分布的。

第三个和第四个规律好像并不是那么的明显。所以我提出经皮系统这个概念也是为了区别狭义的经络系统。十二皮部作为十二正经的附属，是一套单独的理论。根据皮穴分布规律得出来的经皮系统和十二皮部不尽相同。

按照我前面讲的皮穴的定义，那我们人体上的皮穴就太多了。因为皮肤上到处都会长些丘疹或者色素沉着什么的。这样的话，我们就需要再增加一些条件，比如丘疹按压会不会褪色，汗毛异常到什么程度才算是皮穴。如果不增加定义的条件，临床上操作难度就比较大。大家在临床中可以增加条件来选择针对性的皮穴。

但是，我还是建议暂时不增加定义的条件。因为我现在也在尝试，是否能找到更好的手段。比如有的人背部都是丘疹，那么能不能探索出一种方法，把这些丘疹都当作皮穴给处理好？

总之，皮穴和经皮系统是个开放的理论系统，这个理论的完善不是我一个人能完成的。我这次讲课只是简单汇报，希望大家以后共同完善。

小　结

我们的课讲到现在已经完成了第一部分。这一部分我主要重点讲了皮部。我自己的针灸理论的框架完成，就是从我把注意力放在皮部开始的。

我们临床中总会遇到一些棘手的患者。为了提高疗效，我们天天思考、到处学习。有一天，我突然想到一些问题，医生应该怎么样治病？为什么我们现在治病好像越来越复杂？在古代，人类生病的时候是怎么解决的？

晚上躺在床上快要睡着的时候，我就幻想自己穿越到几万年前，突然想到那个时候人类的治疗靶点应该主要是在皮部，最起码从逻辑上推断应该是这样的。有了这个想法之后，我开始阅读资料，看看是否能支撑我的推断。我看到两本书，一个是朱兵老师的《系统针灸学——复兴"体表医学"》，一个是日本傅田光洋的《皮肤的心机：身体边界的另一面》。通过对他们的学习，我确信我之前的推断是正确的。

再回头读《内经》，视角就完全不一样了，我能读出其中的时间脉络了，我在《内经》里得到了肯定的答案。

经筋系统与筋穴

第十六讲　经筋入脏腑

今天呢我们要开始新的篇章，我们继续大胆地想象上帝是如何造人的。一开始我们提出一个假设，上帝造第一个人的次序可能和我们胎儿在母体中的发育次序是完全相反的。他是先造了一张人皮，这张人皮是真正的"土地"，然后一些种子开始在这个"土地"上扎根生长，它们有的长成了我们的脏腑，有的长成了肌肉等。比如肝啊、胆啊这些脏腑可能只是一个"果实"，它们的"根"都扎在皮肤上，真正的"土地"是皮肤。

假如我们自己是上帝，皮肤已经造好了，接下来要往里面填充内容了，该把人体的架子搭好了。搭架子吗，就是我们的筋骨系统了。

我有时候会想，人为什么要会动呢？一动就需要消耗能量，就会累。我总是想不明白，上帝为什么要造物出来，假如地球上都是植物不也挺好的么。可能上帝比较喜欢玩吧。

人体只有一张皮是不够的，太单薄了。外邪进攻人体的话是从表逐渐往里走的，所以我们的人体必须有个战略纵深，要不然就太危险了。

所以上帝就开始给我们装肌肉了。当然肌肉是个解剖学概念，现在很多人一听我说肌肉、神经这些西医术语就不高兴。一个中医怎么能够满口的西医术语呢，不纯粹啊。概念术语并不重要，我尽量用"经筋"这个概念。实际上我们经筋概念是比肌肉概念要合理的，因为肌肉往往是孤立的，而经筋是系统的。

当然西医也在进步，尤其是筋膜链医学，他们也认识到了肌肉的系统性。

我们不能瞧不上人家，人家是自己研究出来的，而我们则是继承的老祖宗的成果。所以我总觉得西医很可怕啊，总有一天我们中医的这些事都要被他们研究透了。我们不能天天扛着老祖宗的大旗在那里无所作为呀。

接下来我们要重点探讨经筋的问题。经筋在我们的教科书上作为一个子系统一笔带过，这是很可惜的。我们的古人在编《灵枢》的时候，把《经脉》《经别》《经水》《经筋》四篇放在一起。虽然《经筋》放在最后，但是和前三者依旧是对等的关系。而针灸学的理论越发展越狭隘，以至于到现在，大家把经筋当成了经脉的一个子系统。我们应该思考一下这个问题。任何事情都是有原因的，一个结果不是平白无故产生的。对吧？

自从人类诞生之日起，经筋系统的疾病就是一类非常常见的疾病，也就是说我们人类一直在治疗经筋病。按照道理来讲，经筋的理论应该非常发达且丰富，但是事实并非如此，这就不得不让我们去深入地思考这个问题。

我们应该注意到一个现象，那就是《经筋》篇好像不太完整。为什么会这么说呢？给大家列举两个原因：一个原因是它的治法非常单一，除了足少阴的经筋"在内者熨引饮药"，即需要配合内服汤药外，其他经筋病只需"燔针劫刺，以知为数，以痛为输"。这里说得比较简单，什么是燔针劫刺？什么是熨引饮药？在《经筋》篇并没有详细论述。

当然在《灵枢·寿夭刚柔》篇里讲"三变刺法"的时候给了解释，"黄帝曰：余闻刺有三变，何谓三变？伯高答曰：有刺营者，有刺卫者，有刺寒痹留经者。""黄帝曰：刺三变者奈何？伯高答曰：刺营者出血，刺卫者出气，刺寒痹者内热。""黄帝曰：刺寒痹内热奈何？伯高答曰：刺布衣者，以火焠之；刺大人者，以药熨之。"

以火焠之就是火针了，这一篇出现的年代应该比较晚了，很明显是对《经筋》篇的一个追述。

我们就《经筋》篇的治法来做一下简单的探讨。《经筋》篇的治法比较单一，但是我们放眼整个《内经》的话可以发现，经筋的治法其实是非常丰富的。

《灵枢·九针十二原》里讲："毫针者，尖如蚊虻喙，静以徐往，微以久留之而养，以取痛痹；长针者，锋利身薄，可以取远痹。"毫针治疗痛痹，长针治疗远痹。虽然痹症的概念范围比较广，但是在这里多是指经筋的痹症。我们一般认为毫针和长针是刺经筋的。

在《灵枢·官针》篇中有："病在经络痼痹者，取以锋针""病痹气暴发者，取以圆利针。病痹气痛而不去者，取以毫针。病在中者，取以长针。病水肿不能通关节者，取以大针。"由此我们可以推断，锋针、圆利针、毫针应该也是以刺经筋为主。

同样，在《官针》篇讲到了"九刺"："五曰分刺，分刺者，刺分肉之间也；……九曰焠刺，焠刺者，刺燔针则取痹也。"这一篇里的分刺和焠刺是对等的，焠刺就是燔针，这个在《经筋》篇已经说了，是刺经筋的；分刺，我们一般认为也是刺经筋的。刺分肉之间，我的理解就是剥开相邻肌肉的粘连。

《官针》还讲到了"十二刺"："三曰恢刺，恢刺者，直刺傍之，举之前后，恢筋急，以治筋痹也。四曰齐刺……或曰三刺，三刺者，治痹气小深者也。……九曰浮刺，浮刺者，傍入而浮之，以治肌急而寒者也。……十一曰傍针刺，傍针刺者，直刺、傍刺各一，以治留痹久居者也。"我们可以看到恢刺、齐刺、浮刺、傍针刺这些也是以刺经筋为主。

《官针》还讲到了"五刺"："三曰关刺，关刺者，直刺左右尽筋上，以取筋痹，慎无出血，此肝之应也；或曰渊刺；一曰岂刺。""四曰合谷刺，合谷刺者，左右鸡足，针于分肉之间，以取肌痹，此脾之应也。"我们可以看到关刺、合谷刺也主要是刺经筋的。

我们再来看看《灵枢·刺节真邪》中所论："一经上实下虚而不通者，此必有横络盛加于大经，令之不通，视而泻之，此所谓解结也。"我们现在一般认为这个"解节"也是刺经筋的。当然解结还有另外一种说法是刺血，刺横络。

我们单纯放眼《官针》篇，可以发现作者在不同角度都重点论述了经筋的刺法。刺法如此之丰富，以至于我们现在看到仍然会兴奋。这些都是医疗经验的总结啊。我们的老祖宗太牛了啊。我们再看《经筋》篇，就一个"燔针劫刺，以知为数，以痛为输"，是不是显得太单薄了啊。

除了治法的单一，我们还能从另一个角度证明《经筋》篇的不完整。我们发现《经筋》篇的症候描述基本上都是以外经病为主。我们对这个很少提出异议，现在对经筋的表述是"经筋是十二经脉的附属部分，是十二经脉之气'结、聚、散、络'于筋肉、关节的体系"。我们知道经筋不入脏腑，这个和十二正经是不一样的，十二正经是连属脏腑的。

所以我们有必要讨论一下经筋是否入脏腑的问题。从医疗实践来看，我们现在通过经筋可以治疗很多的脏腑病，我们的针刀医学和浮针早期都是以治疗经筋病为主，发展到现在也越来越多地用于治疗脏腑病了。壮族的经筋疗法也主要是通过经筋来治疗脏腑病的。甚至还有很多国外的手法也是通过经筋来治疗脏腑病，这样的例子不胜枚举。

由此可以看到我们的医疗经验和理论是不相符的，一个客观的事实是我们可以通过经筋系统来治疗脏腑病。对于这种现象，我们现在往往解释成经筋通过经络发生作用，进而可以治疗脏腑病，这个解释我觉得有点牵强。可以做一个比喻，我们的躯体就像一个房子，脏腑则是住在房子里的人，如果我们这个房子东倒西歪，那里面的人住着肯定会不舒服吧。

很多的脏腑问题是因为我们躯体的结构出了问题，比如一些人出现胸闷，是因为我们胸大肌的损伤或者胸椎小关节的错位所造成的。我们知道，维持躯体结构平衡的系统主要是经筋系统和骨骼系统。其中经筋系统尤为重要，它是稳定骨骼的重要工具。一旦某一块肌肉的张力发生了改变，那么我们躯体的稳定结构也随之被打破，进而导致我们的脏腑病变。

随着我们把经筋系统处理好，达到了"骨正筋柔，气血自流"的效果，那么我们的脏腑病变也随之改善。这种现象，我们就不能简单地认为是通过经络而发挥作用的。确切地说，这是通过改变躯体的结构来达到治疗目的，而不是单纯通过经络这个单一的输入路径来完成的。

这些东西我在后面还要重点去讲。从经验来说，经筋系统是可以治疗脏腑病的，作用原理有一部分是通过经络来实现的，有一部分是通过对躯体形态的改变来实现的，还有一部分我们可以认为是通过经筋与脏腑的连属关系而实现的——即经筋是入脏腑的。我们的经筋系统主要是肌肉、肌腱、筋膜这些。一些内脏也是肌肉，比如心肌，还有其他的内脏平滑肌。内脏包膜、系膜也是筋膜。

实际上，我们在《灵枢·经筋》篇还是能看到一些关于经筋入脏腑的描述痕迹，比如手太阴之筋的"其病当所过者，支转筋，痛甚成息贲，胁急吐血"这句话所描述的是脏腑症候。还有手心主之筋的"其病当所过者，支转筋前及胸痛息贲"，也描述有脏腑症候。如果我们看看现代筋膜医学的话，更加可以确定经筋是入脏腑的。王启才教授也讨论过这个问题，大家可以去看一下。

在我们的少数民族医学中，也有很多理论认为经筋是入脏腑的。比如苗医的四大筋脉理论认为，人体主要是通过"筋"和"脉"两大系统的循环来维持生命的功能。筋主行气、脉主行血。在苗医的理论里，这个"筋"包括了神经和部分经筋。其他也有不少的民族医学认为经筋是入脏腑的，这里就不一一列举了。

总之，基于对以上两个原因的分析，我认为《内经》时期经筋理论并未完善。当然如果我们说太不完善可能也有失客观，更加客观地说是经筋理论在《内经》里分散得比较广泛，以至于不好系统提取，但是又不得不提取，所以最后出来了一个略显单薄的《经筋》篇。也是因为这个原因，导致了后世针灸医学的发展逐渐向经络侧重，以至于到现在，我们的经筋几乎就被一笔带过了。经筋系统甚至连穴位都没有几个，这好像不应该啊。

第十七讲　对《经筋》篇的疑惑

讲到这里，我想额外再谈一个问题，就是关于《经筋》篇本身的问题。这篇的内容拼接的痕迹很明显。从《经筋》篇的行文结构来看，基本上都是先描述循行路线，然后是症候，然后是治法，最后是病名。我们就拿足太阳经筋举例子。

"足太阳之筋，起于足小趾，上结于踝，邪上结于膝，其下循足外侧，结于踵，上循跟，结于腘；其别者，结于腨外，上腘中内廉，与腘中并上结于臀，上挟脊上项；其支者，别入结于舌本；其直者，结于枕骨，上头，下颜，结于鼻；其支者，为目上网，下结于頄；其支者，从腋后外廉结于肩髃；其支者，入腋下，上出缺盆，上结于完骨；其支者，出缺盆，邪上出于頄。其病小趾支跟肿痛，腘挛，脊反折，项筋急，肩不举，腋支缺盆中纽痛，不可左右摇。治在燔针劫刺，以知为数，以痛为输，名曰仲春痹也。"

从"足太阳之筋，起于足小趾"到"其支者，出缺盆，邪上出于頄"，这些描述的都是循行路线。"其病小趾支跟肿痛，腘挛，脊反折，项筋急，肩不举，腋支缺盆中纽痛，不可左右摇"，这些描述的是症候。"治在燔针劫刺，以知为数，以痛为输"，这些描述的是治法。最后"名曰仲春痹也"，描述的是病名。

我经常觉得这一篇有问题，怀疑《经筋》篇在更早的时候是没有"治在燔针劫刺，以知为数，以痛为输，名曰仲春痹也"这句话的。应该是后来有人给加上了"治在燔针劫刺，以知为数，以痛为输"，再后来又有人加上了"名曰仲春痹也"。

当然这只是我的直觉，因为我不是专业搞文献研究的。但是我对文字很敏感，你们千万不要小瞧一个理科从来没有考及格过的理科生，因为他的文科可能非常好，比如像我这类人。

大家不要笑话我。在古代，每个时期的行文风格都是不一样的。建议大家可以看一下《古文观止》，这本书是康熙年间编的，收录了从东周到明代的两百多篇精品文章。如果有精力的话再去看看从《诗经》《楚辞》到《汉赋》《汉乐府》，再到建安诗歌的变化，如果你们看过一遍，就能感受到历史上行文方式的变化。

我看《灵枢》的时候，就觉得"治在燔针劫刺，以知为数，以痛为输，名曰仲春痹也"非常突兀。尤其是"名曰仲春痹也"，这一句更加的突兀。而且《经脉》《经别》《经水》都没有出现治法，但是《经筋》篇却突然出现了这么一处治法，这个就很奇怪。当然《经脉》《经别》《经水》这三篇里面应该也有后人加的东西，这次先不讨论那么多。

我们单就《经筋》篇来说，治法和病名应该是更晚的时候被加进去的，尤其是病名，应该是最后被加进去的。可能是因为有些人看到《经筋》篇也觉得有些单薄。所以我们的先辈就想尽办法去弥补，但是弥补得又并不全面，尤其像"仲春痹""孟春痹""季春痹"这些概念，出现的很突兀，而且好像也没有什么实际意义，更像是对五行理论的附会之说。

当然这是我额外提出的一个观点，因为拿不出证据，所以只是姑且一说，留待方家就正。

第十八讲　经筋的卫外功能和自治功能

接上次课，我们不妨再回到上帝视角，想一想上帝为什么要造经筋系统。

一个呢就是要保持体态的稳定和运动，这个大家都非常熟悉了。比如说我们人体之所以能够站立，主要是因为我们的骨骼、肌肉、韧带这些组织在发挥作用。筋骨系统就像一个斜拉桥一样，斜拉桥主要是由桥梁和斜拉索构成，桥梁就像我们的骨骼，斜拉索就像我们的肌肉、韧带等。桥梁之所以不会坍塌，是因为斜拉索起到牵拉作用，如果斜拉索的张力发生了改变，那么便容易导致桥梁的变形。

从某种意义上讲呢，很难把筋、骨分开，我们呢是为了讲课需要而给它进行了人为的拆分，这一点需要明确一下。

经筋系统应该还有一个非常重要的功能。我们之前讲皮部的时候已经讲了，皮肤是城墙，对我们的身体有很重要的保护作用，实际上我们的经筋也是如此啊。《灵枢·经脉》篇讲："黄帝曰：人始生，先成精，精成而脑髓生，骨为干，脉为营，筋为刚，肉为墙，皮肤坚而毛发长，谷入于胃，脉道以通，血气乃行。"筋为刚、肉为墙啊，它也能起到非常重要的卫外的功能。

从"形"上来讲，没有肌肉能行吗？皮下面就是脏腑，那多危险啊。某种意义上讲，经筋的这种功能和皮部有很多的相似性。我们之前讲皮部的时候提到了一个"表证"的概念，很多疾病都有一种从表而解的趋势，这个"表"不单纯指皮部，还包括经筋系统。

我们看《伤寒论》，很多疼痛症状和表证有关。

比如第3条"太阳病，或已发热，或未发热，必恶寒，体痛，呕逆，脉阴阳俱紧者，名为伤寒"和第35条"太阳病，头痛发热，身疼，腰痛，骨节疼痛，恶风，无汗而喘者，麻黄汤主之"，这两条是太阳病。

第62条"发汗后身疼痛，脉沉迟者，桂枝加芍药生姜各一两，人参三两，新加汤主之"，这一条一般认为是太阳太阴合病。

第146条"伤寒六七日，发热、微恶寒、支节烦痛、微呕、心下支结、外证未去者，柴胡桂枝汤主之"，这一条一般认为是太阳少阳合病。

反正只要我们把《伤寒论》和《金匮要略》里面带有疼痛的条文都检索出来的话，可以发现大部分都和表证相关。那么表证为什么会疼痛呢？可能是因为一些邪实比如风啊、寒啊、湿啊等等刺激到了皮神经。董福慧老师有本书叫《皮神经卡压综合征》大家可以看一下。

我们的身体要排邪，排邪的渠道有很多，通过吐啊下啊能排邪，但是不能遇到点事儿就吐就下啊，所以很多时候从体表而解是性价比最高的。当然身体可能把病邪排到皮部，从皮部而解，也有可能把病邪排到经筋，从经筋而解。

总之病邪不能在脏腑，在脏腑就麻烦了，人体就只能舍车保帅。

比如人体把病邪排到了经筋，我们的肌肉痛了，因为邪气到肌肉了嘛，造成了局部经络的不通。我们在肌肉疼痛的时候往往会本能地去揉一揉，这么一揉不要紧，就把邪气给它排出来了。

所以我们说经筋系统的卫外功能可能主要表现在两个方面：一个是直接作为一堵墙来保护脏腑，一个是帮助脏腑排邪。

讲到了这里，我们不妨把脑洞放大一些继续设想，不要怕被人笑话，人类失去了想象力是件非常悲哀的事情。我们的科技之所以一直在进步，就是在一步步验证曾经那些看似不着边际的设想。

我们刚才讲了，很多时候人体向外排邪会排到经筋系统，这个时候我们的肌肉往往开始酸痛，完了我给他揉一揉就把病邪解了，肌肉也不痛了。这种形式就是通过简单的自我干预来达到治病的目的，这在我们讲上帝造人的基本原则的时候就已经讲了。

但是这并不是最高明的治病方式，最高明的治病方式应该是治病于无形。我们人体遇到的病邪太多了，我总不能时时刻刻都往皮部或者经筋上排吧？那你岂不是时时刻刻都要给自己做按摩？饭也不要吃了，觉也不要睡了，就一个劲地在那里给自己揉吧。你们说是不是这个道理。

更何况有的人，即使病邪已经排到了经筋，他都不知道自己去揉。就像我们之前讲刺血的时候说的，瘀络已经出现了，但你还是不知道拿个刺去刺它一下。没办法，上帝只好让它继续上浮，以至于突出于体表，这样便可以增加它受伤的概率。可能在你采野果的时候被一根刺给划了一下，结果不知不觉中便完成了刺血治疗。

上帝遇到像我们这种不知道自己去揉一揉的人应该怎么办？是不是要想办法让我们在不知不觉中完成按摩？刚好我们的肌肉一直都是处在伸屈的运动状态，这种伸屈的活动本身是不是就是一直在持续地自我按摩呢？

会不会存在一种可能，因为我们的经筋系统基本上都是处在运动状态中，所以上帝给它交代了一个非常重要的任务，那就是通过肌肉的运动来实现自我按摩，进而帮助脏腑排邪或者刺激脏腑。也就是说我们经筋系统运动的本身就是在保持我们身体的自稳态，就是一直在给自己治病。当然这种运动可能分为两种。

我举两个例子来论证我这个观点。

一个患者瘫痪之后卧病在床，不能再做运动，他的脏腑功能就会随之衰退。当然对于衰退的原因，现代医学有很多的解释，但是我们单纯从现象本身出发的话就会发现它们之间存在着因果关系。我们可以推断经筋系统的一个重要作用是维持脏腑的功能。当然人体每个系统都在互相影响彼此的功能，但是因为经筋系统和骨骼系统在这方面没有得到重视，所以我要在这里提出经筋系统这个观点。我们现在人体亚健康状态太多，这个和运动过少有很大关系。经筋系统并不是让我们能站能跑这么简单，它还可以用来给我们的人体治病。

再举第二个例子，也就是我之前提到过的我妈妈打嗝的例子。她胃不舒服，在那里打嗝，然后甩甩胳膊把不舒服治好了。那么她是不是通过某种特定的运动形式，进而激发了经筋系统的某个"装置"，然后便使疾病自愈了呢?

说到这里，我们就不得不提到一些特殊的运动方式，比如易筋经、五禽戏、八段锦、瑜伽这些。这些运动方式的存在应该不是一个偶然。很有可能就是因为我们的先人发现了这些特殊的运动方式能够直接作用于脏腑，改善脏腑的功能，然后便把这些运动方式集合起来了。

比如有些胸闷的人喜欢做扩胸运动，现代医学认为一些胸闷的症状和胸大肌、胸小肌有关系，因为扩胸运动拉伸了胸大肌和胸小肌，改变了胸腔的张力结构，进而缓解了胸闷的症状。

但是我们能不能大胆假设一下，心肺有病邪的时候会本能地向与它们连属的经筋排邪，刚好它们就排到了胸大肌、胸小肌或者是整个手三阴经筋上。这个时候我们做了扩胸运动，拉伸了我们的手三阴经筋，不经意间便完成了一次自我按摩，刚好这个时候病邪又不严重，就将它从经筋给排解掉了。或者说手三阴经筋本身就存在很多"装置"，在做扩胸运动的时候这些"装置"被激活，然后对脏腑功能直接进行了调节。

我说的这种调节方式可能是通过经络来完成的，也有可能不是通过经络来完成的。比如就像量子纠缠一样的，经筋在动的同时，脏腑的功能也在进行一些微调。但是这说法就有些太过科幻了啊。

当然我这么说是有目的的，那就是引起大家的重视，以后治疗脏腑病的时候千万不要忘记经筋系统。因为我们通常总是觉得经筋不入脏腑，所以对这一块不够重视。

我给大家举两个例子。

我治疗过一位糖尿病患者，患者的主诉就是多年便秘，然后我就在足阳明经筋上给他寻找反应点。我扎针很少按照教科书上的定位，我是以揣穴为主，揣到哪里就是哪里，我不在意它是不是在经络上。这个患者就是这样，在胫骨前肌上大概丰隆穴上面一点有个压痛点，而且两条腿的压痛点基本是对称的。这就好办了嘛，两个压痛点各扎了一针，完事患者就走了。

过了几天这个患者又来了，告诉我扎过针的第二天早上开始拉肚子，拉了一上午。而且他告诉我他之前只有在吃某一种西药的时候才会这样拉肚子，而且很难受，后来他就再也没敢吃过那个药。但是这一次拉肚子很舒服，一上午之后就没事了，接下来的几天大便都很正常。他觉得非常神奇，因为他便秘很多年了，大便从来没有这么舒服过。

当然这两针并没有管多久，过了四五天他又开始便秘了，所以又来找我了。我还是原来的思路治疗，效果还是可以的，但是也没有给他彻底治好。

我是想说明什么呢？我当时扎针并没有扎在穴位上，而是扎在了胫骨前肌的肌腹上，也就是足阳明经筋上，通过针刺经筋改善了他的便秘。

这种例子太多了。我一些朋友就经常说我扎针越来越随意了，让人看不懂，意思就是我越来越不靠谱了。实际上我一直都是靠谱的，只不过我的谱子和他们的谱子不太一样。

我再举个例子，这是一位肠易激综合征患者。这个病总体来说不是太好治，主要是容易复发。我举的这个病例非常有意思，这个人患肠易激综合征好几年了，一开始我取黄煌教授的经验，用葛根芩连汤加马齿苋效果很好，但是过了三个月又犯了。

这个患者是在外地，我说："要不你过来吧，我们用中药加上外治。"他就过来了。当时好像用的是痛泻要方，扎针加上艾灸。王执中在《针灸资生经》里说啊，"久病要用灸"，所以艾灸也给他用上了。那个时候就是扎一天、灸一天，这样半个月下来效果很好，后来过了三四个月又不行了。

刚好我要去他们那里出差，他就找到我了，说让我再扎两次。说实话我也是有点头大的，那次没有用常规的针法，我就全面揣穴，结果在阴陵泉的后方发现有个筋结，一摸他就痛得受不了，然后我用苍龟探穴的手法把筋结给他松掉，就扎了那一次，这都快两年了，没有再犯过。我当时扎的筋结是在腓肠肌上，并不是教科书上定位的穴位。

举这两个例子是为了告诉大家，对于一些脏腑病，不要忘了经筋。

第十九讲　经络是如何被发现的

课上到今天，我们要思考一个问题：经络是怎么发现的？我说的这个经络是指我们现在教科书上讲的狭义的经络。

一般认为，经络的发现来源于两个方面：一个是经验的总结，一个是内观内证。当然在历史的发展中这两派是很难分开的，我们也是为了讲课才把它们分开。从《内经》里能清楚地看到这两种学派的不同。

先强调一个观点，很多人并不认同内观内证，因为我们现在接受的是唯物主义教育，这个经气到底是个什么东西呢？很多人认为它并不存在，因为我们现在还不能证实它。但我认为这个观点是错误的，经气是客观存在的，也是可以通过内观内证来证实的。佛家和道家的很多功法都可以发现它，这个并不是一个多么虚玄的事。所以我对这个内观内证是毫不怀疑的。

内观内证我们暂时不讲，因为即使内观内证是客观的，那也只是极少的一部分人才能做到的。相反，我们人类的医疗史更多的是经验的积累，虽然这两种角度总是有着若隐若现的交集，但是我们完全可以把它们分开。这里我们要讨论一下在经验医学里是怎么发现经络的。

现在一般认为，古人发现经络的经验主要是源于几个方面：血管系统、神经系统、淋巴系统、经筋系统。其他的我们在后面会陆续讲到。现在先讲一下经筋系统。经筋系统的疾病是一直伴随着人类的，古人总是狩猎、采集，一直处在高强度的运动状态下，肌肉、神经怎么可能不出问题呢？

举个例子，旧社会的时候有拉黄包车的。据统计，这些拉黄包车的师傅，他们的职业寿命一般不超过五年，极少有人能拉十年的黄包车，因为劳动量太大，跑五年之后这个人就过度透支，再加上底层社会缺医少药，很多车夫很年轻就故去了。

古人也是一样，在那样的社会条件下，经筋病应该多于脏腑疾病。在劳动的过程中，经筋很容易受伤，一开始可能只是某一个点受伤，但是这一个点受伤之后可能会引发一系列的连锁反应。比如网球肘，一开始只是个肱骨外上髁炎，如果不进行医疗干预，它可能会自愈，但是也有自愈不了的情况。如果传导到手腕，则手腕就会出问题，传导到肩膀，肩膀就会出问题。

再比如脚外踝扭伤了，会往上传导。一开始膝盖出问题，再往上髋关节出问题，再往上胁肋部出问题，再往上开始偏头痛。

现在看这个问题很简单，我们从神经、从人体力线、筋膜的角度都可以解释这些问题。古人解释不了，但是他们发现了这些现象，从这些现象里推导出，某一个点的问题可以激发某一条线或者某个面。如果把这些关系最为密切的点、线、面联系起来，就可以大致推导出我们的经络系统。

还有一个问题，一开始身体某一个点受伤，人体会本能地在局部治疗，即所谓的以痛为腧。很多时候局部的治疗可以引发远端的效果。比如，如果患肱骨外上髁炎，那么患者就本能地会想去揉一揉，这个时候发现揉的时候就可以缓解肩膀或者颈椎的症状，或者把腹泻治好了，这个时候也容易推导出由点到线的经络系统。

所以我们学术界有一个观点，就是先有的经筋，后有的经络，在经筋的基础上推导出了经络的存在。这个在逻辑上是合理的。

我们今天站在这个角度看历史会觉得这个观点不太正确，但如果我们站在历史的源头往今天看，那么这个观点似乎还是很有道理的。

第二十讲 五体刺的视角

广义针灸学与狭义针灸学有哪些不同？我们之前说了视角不同：一个是上帝视角，一个是历史视角。从历史的视角来看，针灸医学更多的是经验的积累，而经验的积累是从有形到无形的过程。教科书一般是先讲十二正经，很多人学得稀里糊涂，这个经气是什么？搞不清楚嘛。学到最后还是稀里糊涂。

所以我们讲广义针灸学就换了一个视角，经络和经气这些说不明白的最后再说，我们先说这些看得见、摸得着的，客观存在的。有一次一个学员课下和我聊天，说：老师啊，我怎么就没有考虑过换个视角来思考针灸学呢？我说：你没有好好读书啊，不是我视角独特，《内经》本来就讲了"五体刺"对不对？皮、脉、肉、筋、骨不都是有形的吗？说明我们《内经》时代有这么一派就是按照五体的层次来的呀。

为什么不能站在这个视角上来思考针灸学呢？翻开《灵枢》第一篇《九针十二原》："小针之要，易陈而难入。粗守形，上守神。神乎神，客在门。"这句话是不是很玄？还有"节之交，三百六十五会，知其要者，一言而终，不知其要，流散无穷。所言节者，神气之所游行出入也。非皮肉筋骨也。"

这个"非皮肉筋骨也"是什么意思？针扎得再怎么浅，终归是要碰到皮的吧？我们现在对这些语言的解释就很附会，结果一附会，最后给弄得更玄乎了，到了最后就成了一句空话了。实际上呢这些都不是空话，但是为什么我们都搞不懂了呢？

要我看，这些问题都很简单，一开始就说了，《内经》是不同时期、不同区域、不同学派的东西，这些作者本身的视角和治病的水平也是不一样的。我们要给他解读出来，保留他们各自的特色去分别研究，没有必要非得用张家的道理去解释李家的长短。

所以我们这次讲课就以"五体"为主要视角，我们先把实的整明白，最后再讲虚的。讲到最后我再说什么是"神乎神，客在门"。我们现在针灸教学的最大问题是先讲虚的了，讲到最后，老师和学生一起糊涂了。

所以啊，经筋和经络我们要先讲经筋，因为经筋可能就是最早的经络。薛立功老先生有个观点，比《内经》更早时期的《足臂十一脉灸经》和《阴阳十一脉灸经》论述的很多是经筋。这个是很有道理的。当然黄龙翔教授的观点又不一样，但是他们俩讲得都很有道理。所以我们至少可以保留一种学术观点，那就是可能先有的经筋，后有的经络。

即使退一步讲，经筋也是经络的一个主要载体。杨甲三老先生当年对经络的走行做过一个概括叫"三边三间"，经络往往是走在缝隙之中，很多时候就走在两块肌肉的中间。我们中医经常说"经络不通，经络淤堵"，那么我要问了，是谁堵的啊？

不妨做个比喻，经络就像一条河，两边的肌肉就是河两岸的山。河被堵住了，是谁堵的？很多时候是不是"山体滑坡"把它堵了？疏通经络怎么疏通？是治水还是治山？最起码得两个一块治吧？

所以我讲针灸医学要先讲经筋。

第二十一讲　寻找遗失的筋穴

在《内经》时期，关于经筋病的治法就已经很丰富了，但是理论可能不是太完整。我用"可能"这个词是为了说明这只是我个人的观点。实际上最近几十年，我们的经筋医学发展还是比较迅猛的。黄经纬、薛立功、宣蛰人等老先生在经筋医学领域都有非常大的贡献，他们的著作大家应该去看看。

现代医学在经筋领域的发展也非常迅速，出现了很多理论和治法。尤其是《解剖列车》的问世可能会引发新的治疗革命。我们可以把其中一些观点拿过来丰富我们的理论。我也重点论述了为什么要先讲经筋。

讲到这里，我们要重点探讨两个概念：一个是筋穴，一个是经筋。在我的学术体系里，我把广义的穴位分为皮穴、筋穴、脉穴、骨穴、神经穴和气穴。教科书上的穴位我理解成狭义的气穴。因为气穴最难讲清楚，所以我们放在最后再讲。我们之前讲皮部的时候已经讲了皮穴，顺便也把脉穴讲了一部分，脉穴的另外一部分放在后面讲，我们先来讲筋穴。

当然筋穴这个概念也不是我巧立名目，只是为了便于说明，所以才取了这个名字，实际上黄经纬老先生和薛立功老先生也提出了筋穴的概念，我是站在前人的肩膀上来借用这个概念。

中医界有个很不好的现象那就是都喜欢自立门户，都是老祖宗的东西，非得拿出来冠上自己的名字。那么我的学术是没有门派的，只是换了一种视角，用和教科书不太一样的视角来讲述我们的针灸医学。而且我所有的观点都不是原创，都是吸收别人的学术思想，这一点要特别强调一下。

经筋是以肌肉链条为主要物质基础的，所以我们就得先讨论肌肉。这里所说的肌肉主要是指骨骼肌。骨骼肌是很容易发生病变的，因为我们总是在不停地使用它。那么骨骼肌的病变主要是发生在哪些地方呢？一个呢是应力比较大的地方，比如肌肉的起点、止点、肌腹，以及肌腹和肌腱交接的地方。还有一个是多块肌肉重叠的地方，因为这些地方经常摩擦，所以容易受损。上述的这些地方往往就是筋穴所在了。

之前讲皮穴的时候就讲了，上帝考虑到我们人类没有那么聪明，所以尽量让我们自己能够轻易地找到开关，所以筋穴找起来也相对容易。无论是从自觉症状还是他觉症状看，都比较容易。总之在经筋系统上出现的非正常表现，我们都称其为筋穴。

这里讲一下自觉症状，首先我们比较熟悉的是疼痛。大部分的经筋疾病都是以疼痛为主诉的。再一个就是感觉筋比较紧，就是我们常说的筋缩。还有筋比较酸软无力，就是我们常说的筋纵，还有感觉筋发凉或者发热，等等。这些都是自觉症状。

他觉症状也比较明显，比如我们给患者做检查的时候，有的地方按压疼痛比较明显。有的地方有筋结，这个筋结可以是颗粒状的，也可以是条索状的，有可能是点状的，有可能是线状的，也有可能是面状的。

有的地方肌张力比较高，有的地方肌肉萎缩。有的地方温度不一样。这个经筋的温度和皮温的感受方式略有差别。皮温是用手一搭就能感觉到这个地方比较冷或者比较烫。但是这个经筋的温度呢，要把手放在皮肤上慢慢体会，大部分经筋温度的异常也伴随着皮部温度的异常。但是有时候它们俩并不同步，这个需要好好体会。一开始把手往那里一搭是感觉不到异常的，因为皮温是正常的，这个时候需要稍等片刻，平心静气，慢慢体会。

过一会便会感觉到有一股凉气或者热气慢慢地渗出来了，这个透出来的温度才是经筋的温度。这个需要多多练习，多多体会。

总之，筋穴相对容易找到。只要是经筋系统的异常表现都可以算作是筋穴。而且筋穴有着明显的分布规律，那就是在肌肉的起止点，肌腹、肌腱和肌腹交接的地方，肌肉重叠的地方，等等，如果熟悉解剖的话，这些筋穴找起来还是比较容易的。

还有一点，筋穴和气穴很多都近乎重叠，我们提倡要揣穴，揣穴的时候经常会发现这些阳性的反应点并不是在三边或者是三间，而是就在经筋上。比如环跳穴，我们扎的是什么？主要是臀大肌、梨状肌和坐骨神经，如果我们的治疗靶点是这些，那么我们扎的是环跳筋穴。如果我们的作用靶点不是这些，就像《九针十二原》里讲的"所言节者，神气之所游行出入也，非皮肉筋骨也"，我们扎的就是环跳的气穴了。

既然扎的是同一个地方，那么是不是有必要这样划分呢？在我的理论体系里是划分的，因为筋穴和气穴的刺法是不同的。听我讲到最后大家会明白的。

我们身上穴位有几千个，但是这些穴位的类型并不相同，我们很少去进行分类。即使有分类，也基本上是按照方脉的体系来分类，足三里是补气的、命门是补阳的，等等。

我这里就是想从"五体"的视角做一些简单的划分。当然很多穴位既是筋穴，又是气穴，就是说它是一个复合型的穴位，很难把它划分，只能模糊化处理。在接下来我讲经筋的时候会借用穴位的名称，但是为了区分，我会表明筋穴这个概念。比如承山筋穴，一般就是指在承山穴附近的筋穴，承山筋穴很多时候和承山气穴在位置上是重叠的。但是我们的筋穴是以揣穴为准，要找到经筋异常的证据。

第二十二讲　经筋概说

当然，单纯找到筋穴还是不够的，很多问题解决不了，尤其对于一些久病，比如髌骨软化症，一开始可能是股四头肌的问题，我们在股四头肌上找到了筋穴，比如梁丘筋穴、血海筋穴，扎一针可能就好了。但是如果患者的病程比较久，单纯处理股四头肌的筋穴有时候就差强人意，那我们就不能再"粗守形"了，我们要知道肌肉的协同和拮抗，要知道力学的传导，这就牵扯到"经筋"的概念了。

狭义的经筋可以理解成肌肉链，如果你看过《解剖列车》的话，我觉得用筋膜链来解释可能更加合理。但是后来我又想了想，其实用经筋这个词更加恰当。经筋系统应该包括两个方面：一个是物质基础，就是肌肉、筋膜这些；另一个就是功能，比如能量的传输，比如气血、力这些。肌肉和筋膜只是概括了有形的一部分。

当然之前也说了，因为我主要是提供一个视角，这些概念会模糊化处理，所以在我说肌肉链或者筋膜链的时候其实也是在说经筋。

我们的古人真的很伟大，他们发现了十二条经筋，这个是非常有难度的，而且这十二条经筋大部分是源于经验的积累，以及在此经验上的理论推导。这个和十二经脉还不太一样，为什么呢？我们之前讲了，十二正经是很容易通过内观内证来发现的，可能不需要多少经验的积累。祝华英老师的《黄帝内经十二经脉揭秘、应用》和无名氏的《内证观察笔记》都是讲内观内证的。

我也见识过一些内观内证的人，但是我发现一个现象，他们很容易证得经气和经络，但是他们没有一个人能内观到经筋。这个很奇怪，有形的东西他反而内观不到。所以我认为，十二经筋可能单纯是从经验而来的，如果真的是这样，那我们的老祖先简直太厉害了。西方形成比较系统的经筋概念的历史很短啊，筋膜链学说的成熟也没多少年的历史啊。

之前讲过针灸学的发展问题，我想早期的针灸理论应该是很丰富的，大家在医疗实践上构建了不同的理论。后来随着内观学派的兴起，这些理论都被内观学派收编。到了后来，针灸理论走入了一个狭窄的胡同，就变成以经络理论为主体了。

第二十三讲　足太阳主一身之筋

今天起我们来翻开《灵枢·经筋》篇学习一下这十二经筋。

因为我们的经筋理论认为经筋不入脏腑，所以经筋的名称都不带脏腑。之前已经简单论述过经筋和脏腑病的关系，不管经筋是不是入脏腑，但经筋和脏腑病之间的关系是客观存在的。为了强调这层关系，我会把相应脏腑的名称加上，比如足太阳经筋，我会说成足太阳膀胱经筋。其他的经筋也是以此类推。

讲解经筋的时候我会结合现代解剖学的概念。实际上经筋包括了肌肉、神经、筋膜、韧带、腱鞘、滑囊等等。我会以一些重点肌肉为主，因为还有一些肌肉对我们临床的指导意义不大。再者，神经系统我以后会单独论述，所以这里不会太提到它。

如果想了解经筋和解剖的详细对应关系，建议大家读一下薛立功老先生的《中国经筋学》，这里会对他的一些观点做一些引述，但是对其中的一些观点我有些不一样的看法。

《经筋》篇开篇就讲足太阳膀胱经筋，为什么啊？因为足太阳主一身之筋啊。《解剖列车》也很有意思，讲十二条力线的时候也是先讲后表链。为什么足太阳主一身之筋啊？我们之前讲了，主要是进化的结果。

它是怎么主一身之筋的呢？因为足太阳膀胱经筋是顶梁柱，他负责储蓄、转化、调整我们一身的能量或者力的传导。

我们知道经络有奇经八脉，奇经八脉的主要功能，教科书里讲了两个：

①沟通十二经脉之间的联系；②对十二经气血有蓄积渗灌等调节作用。尤其是第二个作用，十二正经里面的气血多的时候，不能让它水漫金山啊，那就都把气血放在奇经八脉里面来吧，先存着。当十二正经里的气血不够的时候再来找奇经八脉，向正经放点水。就好像央行与各商业银行的关系一般。

同样，十二经筋之间是不是也是这种关系？但是十二经筋是没有奇经八脉相配的啊。那怎么办？足太阳膀胱经筋是老大，来负责相当于"央行"的工作。这样说大家明白这个意思了吧。因为进化的结果是，人体的足太阳膀胱经筋系统异常发达，所以它具备了很强的调节能力。

所以我们说足太阳主一身之筋，是这么来的。十二条经筋可以理解成十二条力线，这十二条力线相互协作，一起服务于人体，这其中足太阳膀胱经筋又是这十二条经筋的"老大"，某种意义上说，每个"小弟"出问题都可以连累"老大"，同理我们通过"老大"也可以搞定所有的"小弟"。古人写文章不像我这样随便，段落、句读的安排都是有深意的。《经筋》篇先写足太阳膀胱经筋便是有意而为之，而《经脉》篇的话就是先写手太阴肺经了，两篇的排序完全不一样，所以我以为，《经筋》篇和《经脉》篇的理论体系是不一样的。

第二十四讲　飞扬穴的讨论

"足太阳之筋，起于足小趾，上结于踝，邪上结于膝，其下循足外侧，结于踵，上循跟，结于腘；其别者，结于腨外，上腘中内廉，与腘中并上结于臀，上挟脊上项；其支者，别入结于舌本；其直者，结于枕骨，上头，下颜，结于鼻；其支者……。"

这里先不具体讲循行，先讲一个事儿。前两天我的一个朋友问了一个问题：郭廷英老先生擅用飞扬穴来治疗鼻炎，但是足太阳膀胱经的循行并没有到鼻子啊？"膀胱足太阳之脉，起于目内眦，上额，交颠；其支者，从颠至耳上角；其直者，从颠入络脑，还出别下项，循肩髆内，挟脊，抵腰中，入循膂，络肾，属膀胱。"我们说经脉所过，主治所及啊，经脉不到，它又如何能治疗鼻子的疾病呢？

我是这样回答他的：足太阳膀胱经是不到鼻部的，但是如果看《经筋》篇的话就会发现，足太阳膀胱经筋是到鼻部的，"其直者，结于枕骨，上头，下颜，结于鼻"对吧，所以飞扬穴治疗鼻部疾病实际上是经筋所过，主治所及。

完了呢我就把这个事发到朋友圈了，这个时候有个网友发表了不同意见。他认为飞扬穴是足太阳膀胱经的络穴，和肾经相连，刺飞扬可以激发肾气，这是飞扬治疗鼻炎的机制。这个时候我们俩就有分歧了。

首先我们看这位网友说的观点是不是有道理？确实很有道理。但是道理都是对的吗？我们中医的理论是圆的，拿这个圆的理论解释什么都是解释得通的，所以我一直强调要小心理论里面的陷阱。

这个问题其实很好解决，我们只需大数据分析一下就行了。既然飞扬穴治疗鼻炎是因为激发了肾气，那么很简单，我扎肾经的原穴太溪是不是也可以激发肾气？这个时候我们不妨翻阅《针灸大成》，看到太溪主治条下是没有和鼻部疾病相关的内容的。那是不是可以说明过敏性鼻炎和所谓的激发肾气是没有关系的？这似乎还不能说明，那我们就要多看几个穴位。我们把膝关节以下的穴位主治都做一个统计，结果发现只有涌泉穴的主治和鼻部疾病有关系，提到了"鼻衄不止"。

这里就很奇怪了，如果说是因为激发了肾气，那某种意义上讲，肾经上常用的穴位都可以激发肾气啊，为什么它们都不能治疗鼻部疾病呢？

我们再看看飞扬穴治疗鼻炎是不是因为经脉所过？如果是因为经脉所过的话，膀胱经膝盖以下的穴位大部分应该都可以治疗鼻部，因为穴位有特异性嘛，不可能每个穴位的主治都一致，所以我们要进行统计。

膀胱经的第一个穴位至阴穴可以治疗"鼻塞头重"这个症状，类似于鼻炎。第二个穴位足通谷可以治疗"引鼽衄"，这鼽就是鼻塞不通的意思，是不是也是鼻炎症状？京骨穴治"鼻鼽不止"，是不是鼻炎症状？昆仑穴也可以治疗"鼽衄"，飞扬穴讲到"虚则鼽衄"，承筋穴有讲到"鼻鼽衄"。

凡事都怕较真，我们一统计对比便可以发现，膀胱经上、膝关节以下的穴位大部分都可以治疗鼻部疾病，而肾经只有涌泉可以。再说一点，涌泉是不是肾经的穴位还有待商榷。我比较赞成周楣声老先生的观点，他认为涌泉不是肾经的穴位，具体的论述大家可以翻阅一下他的著作《灸绳》。所以我说飞扬穴治疗鼻炎和激发肾气关系不大。

当然通过对膀胱经和肾经的穴位分析对比可以发现一个规律，肾经的穴位大多数可以治疗口舌咽喉疾病，膀胱经的穴位大部分可以治疗鼻部疾病。

其实很简单，翻开《经脉》篇，其中讲到"足太阳膀胱之脉……是动则病冲头痛，目似脱，项如拔，脊痛……是主筋所生病者……鼽衄……"，已经很明白了，鼽衄是经筋所病。

这就是我为什么说要小心理论陷阱，要把医疗实践和理论来分开对待。为什么要参考《针灸大成》的第六卷和第七卷呢？因为杨继洲描述穴位的时候喜欢把历代的经验集合起来，并没有进行太多的理论发挥。比如，他讲飞扬穴的时候说到："主痔肿痛，体重起坐不能，步履不收，脚腨酸肿，战栗不能久立久坐，足指不能屈伸，目眩痛，历节风，逆气，癫疾，寒疟。实则鼽窒，头背痛，泻之；虚则鼽衄，补之。"很明显，他只告诉我们飞扬能治疗以上这些病，但是他并没有解释为什么可以治疗这些病。

我以前看《针灸大成》老觉得这本书写得不好，杨继洲也太没水半了啊，总得把道理说明白啊，你单纯罗列一大堆主治算什么呢？但是现在我认为杨继洲很厉害，他只是告诉我们一个临床事实，并没有在这个问题上进行过度发挥。他给我们保留了历史的原貌，以至于我们现在可以基于这些临床事实做出自己的分析，这就是"述而不作"的意思了。一开始我看这些东西的时候就觉得很没劲。现在不一样了，看得太有意思了。

通过这些对症状的归纳我们发现，飞扬穴的主治都是基于经脉所过或者经筋所过，甚至和脏腑都没有关系。以后我们讲经脉和脏腑相连的时候会讨论这个问题，那就是经脉和脏腑的相连是不是事实？肺主一身之表和太阳主一身之表是否矛盾。这些暂且按下不表。

给大家说这些是想告诉大家要学会"钻牛角尖"，很多看似很有道理的"道理"可能经不起深究。飞扬穴治疗鼻炎主要是基于足太阳膀胱经筋和鼻部的连属，当然鼻炎多表证也不排除太阳主一身之表的关系，但是这和飞扬穴是络穴，可以激发肾气，应该是没有多大关系的。

这里就有个问题了，有的人扎飞扬穴治疗鼻炎效果并不好。为什么呢？估计是太刻板，非要按照教科书上的定位来扎，手上的功夫又不到，不能气至病所，所以效果不好。既然飞扬穴治疗鼻炎是基于经筋的连属关系，那么我们最好扎飞扬筋穴，在飞扬穴一带揣穴，哪里压痛最明显，哪里就是筋穴，在筋穴上下针，效果应该就可以提高了。

第二十五讲　足太阳膀胱经筋

我们现在回归正题，大致讲一下足太阳膀胱经筋的循行。

腿部的解剖基础相对清晰，主要是腿部后侧的肌肉，小腿主要是腓肠肌和比目鱼肌。当然《灵枢》也说了，"斜上结于膝"，应该也包括了腓骨长肌和腓骨短肌。其实腓骨长肌和腓骨短肌也隶属于足少阳胆经筋，在《经筋》篇里，功能和解剖基础有时候并没有那么泾渭分明。

大腿上主要是股二头肌、半腱肌、半膜肌，即我们常说的腘绳肌。到了臀部主要是梨状肌、臀大肌和臀中肌、臀小肌的一部分。到了腰部，肌肉就太多了，重要的几个是竖脊肌、腰方肌、腰大肌、腰背筋膜、下后锯肌、菱形肌、枕下肌群等等。因为腰部以上的肌肉太多了，我们讲概论的时候只能做一些模糊化处理，总之，人体背面从骶骨到后脑勺的肌肉基本上都属于足太阳膀胱经筋覆盖范围。这还没有完，继续向上，到头部帽状腱膜，再到额肌，再到眼部上面的一些小的肌群。

当然还有几个分支，大家可以看一下经筋的循行图，具体的肌肉我们就不讲了。

经筋所过，主治所及，看到了足太阳膀胱经筋的循行，我们就知道它的症候群了。肌肉链两个主要功能，一个是收缩，一个是伸展，当然伸展主要靠拮抗肌的收缩完成，所以我们可以认为肌肉链的主要功能就是收缩。所以经筋的疾病基本等同于收缩的疾病，要不然就是收缩太过，要不然就是收缩不及。因为肌肉链的协同作用，某一区域的肌肉收缩出问题，必然也会连累这条肌肉链上的其他肌肉，所以在一条经筋上往往是收缩太过和收缩不及同时出现。

我们来看看足太阳膀胱经筋常见的一些经筋病，先从脚往上走。

足底筋膜炎，老百姓俗称脚底板疼，这个病我们可以在病变的局部找到阿是穴直接治疗，比如直接扎涌泉穴，也可以太冲透涌泉，抑或是束骨透太白，当然扎八风也可以。总之进针方向不是那么的重要，但是针体和针尖要刺激到病变的局部。阿是穴取穴刀单刀直入，效果迅捷。

另一种取穴的方法是循经筋取穴，经筋系统不仅是肌肉链或者筋膜链那么简单，它是一条动力传输系统。在这个链条上每一块肌肉都相互配合，这种配合的默契程度之高远远超乎我们的想象，一旦一个环节出了问题，必然也会造成整个链条出现问题。所以有时候我们不能单纯作用于局部，而要顺着链条来做检查。

脚底板疼很多时候是由于膀胱经筋这个系统的拉力出现了异常。腓肠肌和比目鱼肌的挛缩可以导致拉力的异常，腘绳肌出现挛缩也会导致这种拉力的异常，以此类推，膀胱经上每一块肌肉的挛缩都有可能导致这个拉力的异常。明白了这个道理，对于脚底板疼这类由于经筋拉力出现异常导致的问题，我们只需要在相应经筋上寻找筋穴来进行处理即可。

我们可以循着足太阳膀胱经筋来寻找筋穴，比如腓肠肌和比目鱼肌的筋穴一般在承山和飞扬穴附近。尤其是承山穴附近，很容易出现阳性反应点，即我们所说的筋穴，一般把这个反应点处理了，这个病就差不多了。再不行我们到腘绳肌上找找，在殷门穴区域如果有筋穴的话再处理一下，这样大部分的足底症状就差不多都能搞定。

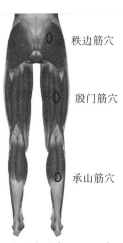

秩边筋穴

殷门筋穴

承山筋穴

（图片源自3Dbody）

当然也可以很较真，把足太阳膀胱经筋都检查个遍，然后把所有的筋穴都处理了。比如可以到风池、风府那一块区域找筋穴。例如脑桥穴就经常被用来治疗足跟痛，这个地方是日本泽田派所讲的上天柱的位置。但是临床上我们一般没有那么多的精力去那样做。

临床上面对大多数疾病的时候，用普通的套路就足以应付，很多时候我们要抓大放小，掌握住每条经筋上几个大的筋穴即可。

明白了这个道理，我们再看看足跟痛是不是也很好治。大部分的足跟痛，在腓肠肌和比目鱼肌区域找到筋穴处理一下就行了，不行的话再处理腘绳肌的筋穴，如果还不行的话，再在臀部秩边穴区域找一下筋穴，这样的话，承山筋穴、殷门筋穴和秩边筋穴这三个筋穴就可以解决大部分的足跟痛。当然这看起来好像不太高明，正所谓"粗守形、上守神"嘛，我们先把粗工做好就很不错了。

对于大部分的经筋病，我们的套路都是要不然取阿是穴单刀直入，要不然寻经筋取穴隔山打牛。如果仔细深究的话，经筋病的致病因素可能比较复杂，但是一系列复杂的机制最后往往都会导致筋穴的出现。筋穴既是结果，也是原因，我们都可以通过对筋穴的处理来达到治疗的目的。

前两天朋友的母亲过来找我说：腰也痛，足跟也痛。那么是不是都在足太阳膀胱经筋上啊，这就好办了，扎了殷门筋穴和承山筋穴，起针以后就不怎么痛了。这种例子太多了啊，按照套路来做，大部分效果都不错的。

也是前几天，我们这儿刚来了位做饭的阿姨，我看她走路一瘸一拐的，问她怎么回事，她说背也疼、腰也疼、小腿肚子也疼、脚底板也疼。我当时就笑了，这就是照着教科书生的病啊。

我让她趴在床上，给她检查了一下膀胱经筋，发现筋穴特别多。我说：行了，你先下来吧，给你扎一针。然后给她在后溪扎了一针，结果这一针下去，她全身的症状都消失了，当时激动得不得了。

为什么扎后溪呢？因为筋穴太多了，总不能每个筋穴都去处理啊，有的筋穴是原发性的，有的继发性的，怎么去判断呢？远端取穴，这样一些继发性的筋穴就给它灭活了。明白我的意思吗？对面山头上敌人很多，我可以用狙击枪一个一个地把他们干掉，这样比较辛苦。那我干脆让二营长把他的意大利炮拉过来轰，最后看还有谁活着，然后再去用狙击枪解决掉。

大概就是这个意思，我们以后讲气穴的时候再具体讲，现在还是在"粗守形"的阶段。一针后溪，全身症状都消失了。

这里有个问题啊，症状消失是不是意味着治愈呢？经常也会听到有人讲某某病一针治愈。我们往往混淆了一个概念，把部分症状的消失当成了治愈，这是不对的。

一针后溪扎了之后我让阿姨趴下，再次检查她的筋穴，发现就剩下承山筋穴了，那么基本上可以确定病根就在这里了。当然当时没有给她处理，第二天我又一次给她检查，为什么还要检查呢？有的"敌人"当时一炮轰晕过去了，我们觉得它死了，实际上它可能第二天又活过来了，所以我第一天并没有着急给她处理承山筋穴。很多时候治病不能太急于求成，得让子弹飞一会。

第二天又检查发现还好，问题不多，主要还是承山筋穴的问题，那就扎针吧。结果一看小腿就有意思了，腓肠肌上有很多的瘀络。第一天给她检查的时候是隔着衣服揣穴，所以没有注意到这个现象。既然有瘀络，那就简单了呀，之前讲皮穴的时候是不是说了，所有的疾病都有从体表而解的趋势，因为从体表而解是性价比最高的，我们一定要擅长把握这种趋势，然后顺势而为。

有瘀络在，表明这个病可能从表而解了呀。所以我并没有先给她扎针，只给她刺络。

这样刺络刺了一次，承山筋穴基本上灭活了，然后我又给她在承山筋穴扎了一针，治疗告一段落。如果她小腿上没有瘀络的话我肯定直接扎针了。治病不能急于求成，要有层次，在这个上面我是吃过不少亏的，以后我会把失败的教训都讲给大家。

回归正题。还有些腰背痛治起来也是一个道理，尤其是久坐以后就腰背痛的，我们可以单刀直入，取阿是穴，也可以循经筋取穴。这种病一般取秩边穴筋穴，往那里一按，患者常常疼得受不了，把秩边筋穴处理一下，则症状很快就会缓解。不行的话，我们还可以往上找，在天柱筋穴、后顶筋穴甚至攒竹筋穴针刺都可以，也可以往下找承扶筋穴、殷门筋穴、承山筋穴、昆仑筋穴，也可以。

当然对于腰背痛，也可以在局部寻找筋穴。首先，腰肋三角区结构比较特殊，这里是胸椎和腰椎结的地方，有着很大的剪切力。再一个，这里也是一些肌肉的附着点，比如腰方肌和腰大肌的一部分都附着在这个区域，所以这里出现筋穴的概率比较大，我称之为腰肋筋穴。

同理，在腰骶三角区也是因为特殊的结构，肌肉附着的关系，这里也容易出现筋穴，我称之为腰骶筋穴。

这两个筋穴是治疗腰背疼痛时常用的筋穴。

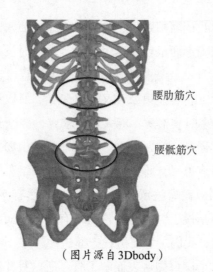

腰肋筋穴

腰骶筋穴

（图片源自3Dbody）

总之穴位不重要，道理才重要。我们一定要明白这个道理。可以局部取穴，也可以循经筋取穴。

第二十六讲　手足一条筋

接下来我们讲手太阳小肠经筋。《经筋》篇是先讲足太阳，然后是足少阳，我并没有按照《经筋》篇的顺序来讲。我是按照人体的力线来排列的经筋系统，当然这种直截了当的行为不一定恰当，我只是想给大家提供另外一个视角而已。

在我看来，同名经筋就是一条经筋，所谓的十二经筋就是六条经筋而已。足太阳经筋和手太阳经筋可以视为一条经筋——太阳经筋。我们可以把太阳经筋看作一个钥匙环，这个钥匙环上串着两个钥匙，即我们的脏腑，一个小肠，一个膀胱。以此类推，十二条经筋系统可以简化看成是六个钥匙环，然后每个钥匙环上串着俩脏腑。

这样一来我们的视野就开阔了。比如之前讲脚后跟疼，那是太阳经筋病，那我的检查范围就是足太阳经筋和手太阳经筋。这样我们在临床上就不会那么狭隘。上帝造人的时候很有意思，他几乎把我们人体的躯壳造成了一个对称性的结构。当然几乎所有的动物都是对称性结构，很多动物身体的对称性结构比我们人体还要完美。

对称性的结构有什么好处呢？可能最重要的就是维持平衡。左半身和右半身对称可以维持平衡，上半身和下半身对称也可以维持平衡，左上肢和右下肢对称也可以维持平衡。人如果趴下的话，手和脚是对称的，五个手指对应五个脚趾。我们的小臂和小腿也是对称的，小臂有桡骨和尺骨，小腿有胫骨和腓骨。肱骨和股骨，肩胛骨和骨盆，也是对称的。这种对称包括了骨骼、肌肉、神经。正是因为这种对称结构的存在，上下肢的经筋就不能分开论述。

经筋系统可以运输力和能量。所有的运动都不是某个单元独立来完成的，所有的运动都是整体协调来完成的。所以我们不能见到腿疼就一个劲对着腿去治，如果没有效果的时候，我们要把视野放大。

有一次在老家治疗一个患者，他是小腿肚子疼，一开始给他扎承山筋穴，远期效果不好。我问他这个腿是这么疼起来的啊，他说抡锄头刨地刨了几天就疼了。之前治疗我把注意力只放在了小腿上，但是远期效果不好，那就要重新分析了啊。农村出来的都有这个经验，抡锄头是怎么抡的呢？如果单纯通过上肢的力量来完成这个动作的话，一锄头下去是刨不深的，因为上肢的力量是有限的。有经验的人怎么刨呢？前腿弓，后腿绷，后脚发力，力从脚下起，之后通过我们的腿，再通过我们的躯干，再传导至我们的上肢。

我们一般情况下是左脚在后、右手在前，这个力就是从我们的左脚通过经筋系统传导至我们的右手。我们的右腿在前面弓着，主要起支撑和协调作用。力和能量主要是在我们的左脚和右手这条线上传导。明白了这个道理，是不是就有了新的思路，于是我就在他右臂上找筋穴，但是却没有找到筋穴。那么抡锄头的时候，力从左脚出来，先过左膝，再过左胯，再到右肩，再到右臂，这个力线上任何地方出问题，导致能量不能合理传导，都会造成问题。那就继续顺着这条力线来找吧。最后在肩胛骨这个地方找到天宗筋穴，我处理几次之后，患者的腿疼就好了。

所以说我们的人体真的太奇妙了。我有时候就喜欢观察人体的运动，比如被绊倒了人体为什么会产生这样的运动行为？踩香蕉皮滑倒了为什么会产生那样的运动行为？人体的一些本能反应往往是最合理的，我们能从中学习到很多的道理，这些以后慢慢再聊。

第二十七讲　手太阳小肠经筋

接下来我们要大致介绍一下手太阳经筋了。

"手太阳之筋，起于小指之上，结于腕，上循臂内廉，结于肘内锐骨之后，弹之应小指之上，入结于腋下；其支者，后走腋后廉，上绕肩胛，循颈出走太阳之前，结于耳后完骨；其支者，入耳中；直者，出耳上，下结于颔，上属目外眦。其病小指支肘内锐骨后廉痛，循臂阴，入腋下，腋下痛，腋后廉痛，绕肩胛引颈而痛，应耳中鸣痛引颔，目暝良久乃得视，颈筋急，则为筋瘘颈肿，寒热在颈者。治在燔针劫刺之，以知为数，以痛为输。其为肿者，复而锐之。本支者，上曲牙，循耳前，属目外眦，上颔结于角，其痛当所过者支转筋。"

手太阳小肠经筋所过，在上臂主要是三块肌肉：小指伸肌和尺侧腕伸肌和肱三头肌。然后通过三角肌的后束到肩胛骨附近，在这个地方和足太阳膀胱经筋开始连接，肩胛骨上主要是冈下肌、大圆肌、小圆肌。再往头部走的过程中就和足太阳经筋有更多重合了。

和手太阳小肠经筋相关的疾病，我们临床上见得比较多的就是肩痛了。这个肩痛的特点主要是手往后背的时候比较疼。这种疼痛主要集中在手太阳小肠经筋的循行路线上。有的人也是手往后背的时候有困难，比如肱二头肌长头肌腱炎患者，手往后背的时候因为拉扯了病灶，也会造成疼痛，但是这个疼痛主要是肱二头肌长头肌腱这个地方，这里属于手太阴经筋的范围。

治疗手太阳经筋造成的肩痛，我们只要在这条经筋上寻找筋穴就行了，比如肩贞筋穴和天宗筋穴，都是常用的筋穴。远端的话主要是后溪和腕骨筋穴。总之，循着手太阳经筋去检查，以痛为腧嘛，哪里有筋穴就在哪里处理。

去年治疗了一位小指发麻的患者，他之前找过好几个医生，效果都不好。后来找我，我说：你得去拍个片子，检查一下颈椎啊。他说：别提了，你们每个医生都让我拍个片子，我检查做了好几次，颈椎都没有问题。

一般的小指发麻，我们后溪扎一针就得了。但是之前的医生都按寻常套路治疗，效果并不好。我挺喜欢治疗疑难杂症，因为疑难杂症往往都是常规套路不起作用的。那我们就要突破常规，这个很考验人的思辨能力。再一个方面呢，治疗疑难杂症往往能占到便宜，因为之前的医生已经给你蹚出路子来了，我就没必要再走弯路了。

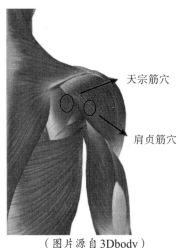

天宗筋穴

肩贞筋穴

（图片源自3Dbody）

他这个小指发麻就是手太阳嘛，那我就给他认真地检查揣穴。结果在大圆肌、肩胛骨的附着点那里找到一个结节。完了就先刮痧，结果没两下就出了很多的黑痧，鼓成小包块，一个个的黑疙瘩，我知道肯定就是这里的问题了。为什么要刮痧呢？一是因为患者已经开始排斥扎针了，我尽量少用针。再一个，我找到这个结节之后并不能百分之百确定就是它的问题啊，有很多结节并没有处在一个敏化的状态，我们尽量要去找这些敏化的结节。除了压痛之外，刮痧也是一个很好的判断方法。我们之前讲皮部的时候已经讲过这个道理了。

我一看没刮几下就鼓出了很多黑痧包出来，那就再给他刺个血帮他引邪外出。点刺之后罐一上去，血就往外喷，很快一罐子就满了。就治了那一次，他的小手指就不麻了。但是后来复诊的时候我发现他那个结节还是在的，几乎没有改变。本来想再给他治疗一次的，但是患者症状消失了，就不愿意再受皮肉之苦了。

还有一次，一个朋友切菜的时候切着小指了，我们知道切菜切到小指，概率是很小的。我读高中的时候就跟着一位师父学厨，那么多年从来没有切到过小指。这兄弟就把小指指甲盖给切了半个，到医院缝了几针。完了我们就去看他。

到他家里，他对我说小指和掌心都非常胀，胀得很难受，晚上都睡不着，问我有没有什么办法。我就想，他这个刚缝过针，有肿胀也很正常，但是怎么治，我一下子还有点蒙了。经脉所过，主治所及嘛，我就摸摸试试吧。小指主要是手太阳和手少阴，我就两条都给他摸了，然后就在肘关节少海前面一点发现个反应点，这个点我称之为少海下筋穴，以后我们会讲到。

找到反应点，就给他点揉了一下，完了他就感觉没有那么胀了。但是没过多久，饭还没有吃完，他又胀得很难受，我没有带针，就在他家找了个采血针，完了把那个塑料柄烧掉，针身不就长了嘛，能当个小针刀用了，给他扎了一针，又缓解了。

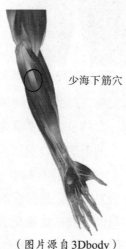

少海下筋穴

（图片源自3Dbody）

我们说什么是经筋系统啊？是以经统筋的系统，千万不要忘了这个"经"字。如果脑子里没有这根弦的话就会一个劲往阿是穴想。我们要把思维打开，除了阿是穴之外，我们还可以循经筋取穴。

第二十八讲　足少阳胆经筋

接下来咱们讲少阳经筋，少阳经筋包括了足少阳经筋和手少阳经筋。我们先从足少阳胆经筋开始。

　　"足少阳之筋，起于小指次指，上结外踝，上循胫外廉，结于膝外廉；其支者，别起外辅骨，上走髀，前者结于伏兔之上，后者结于尻；其直者，上乘䏚季胁，上走腋前廉，系于膺乳，结于缺盆；直者，上出腋，贯缺盆，出太阳之前，循耳后，上额角，交颠上，下走颔，上结于頄；支者，结于目眦为外维。其病小指次指支转筋，引膝外转筋，膝不可屈伸，腘筋急，前引髀，后引尻，即上乘䏚季胁痛，上引缺盆、膺乳、颈维筋急。从左之右，右目不开，上过右角，并跷脉而行，左络于右，故伤左角，右足不用，命曰维筋相交。"

　　小腿上的主要肌肉是腓骨长肌、腓骨短肌这些，和足太阳经筋有部分重叠，还有趾长伸肌。在大腿上主要是髂胫束和股外侧肌。到了臀部主要是阔肌膜张肌、梨状肌、臀中肌、臀小肌这些，这里和足太阳经筋也有重叠。

　　这里我们先讨论一个问题。我经常思考一个问题，上帝造人的时候，穴位应该如何分布？我们经常把穴位比作码头、机场、车站、高速的下路口等等。那么是不是越大的城市这些配套东西就越多。我们的人体也是一样，一些重要的肌肉和关节处穴位应该很多，因为这里消耗的气血比较多，代谢也比较旺盛，所以需要很多或者很大的穴位来与之配套。

　　比如我们的膝关节周围有血海、梁丘、膝阳关、内外膝眼、曲泉、阴谷、委中、委阳、足三里等很多穴位。同样我们的腕踝关节也有很多穴位，肩关节穴位也很多。但是我们髋关节周围的穴位却很少，主要就是环跳穴、秩边穴和巨髎穴。我每次端详针灸铜人的时候就会觉得臀胯这一区域穴位的密度很小。

　　这里就很让人困惑了，我们臀部的肌肉那么多，而且都非常重要，与之配套的穴位却非常少，这就让人感觉很不合理。单纯靠两三个穴位来输布气血显得有点力不从心啊，我认为这是不合理的，也就是说在臀部这一块应该不止这两个大的穴位。

　　那么我的观点是不是错误呢？我们不妨再一次把医疗经验和医疗理论分开。从经验上来看，我们在臀部使用的穴位是非常之多的，我们把这些穴位归为了经外奇穴或者经验穴，并没有把它们归为传统的经络。我很喜欢研究一些经验穴，因为这些经验穴往往没有归经，他能给我们带来很多的启发。

　　我们把臀部常用的经外奇穴和经验穴做一个分析的话可以发现，这些穴位大多是筋穴，也就是说这些穴位和我们的解剖结构有关。比如我们的臀中肌和臀小肌上就有很多的筋穴，这些都是遗失的"珍珠"啊，所以我们要把它们捡起来。我们把它们归为筋穴类，这样我们的广义针灸学才算完整。

我们就足少阳经筋举几个例子。有个常见病——外踝扭伤，这是一个典型的足少阳经筋病。治法也有很多，比如我们常用的缪刺法。如果我们不用缪刺的话应该怎么去解决呢？我们说经筋它就是一条力线，外踝扭伤的时候，足少阳经筋会被瞬间的暴力牵拉，接着又会产生应激的收缩，在这个过程中力和能量往往不能被合理地缓冲与消解，这就造成我们这条经筋会出现问题。假如患者不让我们在局部进行一些常规的治疗，比如扎针、刺血、拔罐这些，那么我们就只能顺着经筋系统来解决了。

我们从外踝往上找，在绝骨筋穴这里往往会有反应点，这里是腓骨短肌的肌腹。再往上找，在阳陵泉筋穴这里往往也有反应点，这个点一般在腓骨头的正下方，我们的腓骨长肌上。再往上找，在风市筋穴这里往往也有反应点，这里是我们的髂胫束和股外侧肌。再往上找，就是阔筋膜张肌、臀中肌和臀小肌这些地方，也就是银质针疗法很强调的髂翼外三肌，往往也有反应点，这里的筋穴我称之为髂外筋穴。当然还可以继续往上找，但是没有必要了，以上这些在临床上够用了。

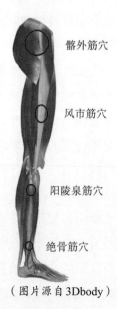

髂外筋穴

风市筋穴

阳陵泉筋穴

绝骨筋穴

（图片源自3Dbody）

外踝扭伤我治疗的非常多。十年前我喜欢户外，整天跟着一帮人去骑行或者爬山，脚扭伤经常遇到，治疗几乎没有失过手。治这个病的套路还是非常简单的。先缪刺一针，这一针一般扎在对称的阳池穴，这个时候患者基本就能正常走路，然后局部刺血拔罐。完了再寻找我们刚才说的几个筋穴，处理一下就可以收工了，很多就是一两次就搞定了。

第二十九讲　四大筋穴

从筋穴来讲，我认为人体有四个筋穴尤其重要，分别是承山筋穴、髂外筋穴、天宗筋穴和手三里筋穴。

我是什么时候开始思考这个问题的呢？在临床上做检查的时候我们发现，这四个地方经常会有压痛。压痛的原因很多啊。因为这些地方的肌肉使用率比较高，一直处在一个高负荷的状态，所以这些地方敏化程度比较高。这是一个普遍的解释，我以前也是这样认为的。

但是后来我发现这个观点不全面。很多并不怎么使用肩膀的人，天宗筋穴的敏化程度也是比较高的，很多不怎么使用小腿的人，承山筋穴的敏化程度也是很高的。就是说这四大筋穴的敏化可能并不完全是因为劳损，还有可能是因为别的原因。

我说一下我的思考。经筋和经络的关系是极为密切的，我在这里把经筋和狭义的经络分开来讲是为了提供一个视角。实际上每一条经筋都有经络属性，也就是说经筋不仅仅传导力和能量，也在传导经气。所以我们才会把十二经筋作为十二正经的附属。

我之所以把它们拆开来讲，是因为经筋和经络不能完全等同。有些经筋的经络属性是比较弱的，而有些地方的经筋，经络属性则尤其明显，比如四大筋穴。在四大筋穴这些地方的软组织，在传导力和能量的同时还有一项重要的任务，那就是它们也在传导经气。

我们再思考一个问题，某种意义上讲，关节是不容易受伤的。上帝造人的时候肯定考虑过这个问题，关节在运动中发挥着举足轻重的作用。所以上帝设计关节的时候把关节设计得相当完美。比如我们的膝盖上给安装了一块髌骨。髌骨很有意思，我们可以把它归为经筋系统。因为它是一块很独立的骨头，其他的骨头有明显的连属关系，但是髌骨除外。也就是说髌骨承担的并不是一个骨骼的功能，它更多承担的是经筋的功能。

有了这块髌骨，我们的力和能量就能在肌肉中很顺畅地传输。就像都江堰的鱼嘴一样，水大的时候我可以把它分流出去。因为髌骨的存在，力和能量就能被分流到经筋系统中去，这样骨骼就得到保护了。上帝造人的时候应该是思考到了这个问题，所以造出一块髌骨来。

这里又有一个问题。人体有很多籽骨，每一块籽骨都有它存在的意义，但像髌骨这样的只有一块，既然髌骨的存在那么合理，为什么髋关节不能给装一块？肩关节和肘关节为什么不能给装一块？这些地方也很需要啊？

至于上帝为什么不在这些地方给我们装块"髌骨"这样的籽骨，我也不知道答案，我只知道这些关节采用了和膝关节不同的设计方法。关于这一点，我们不妨大胆设想一下，虽然上帝在髋关节、肩关节和肘关节这些地方没有给安装"髌骨"，但是他让某些肌肉承担了髌骨的功能。比如说髂外肌群、冈下肌群不单纯是肌肉，它们还起着"骨头"的作用。正是因为这样的一种双重功能的设计，导致这四大筋穴的出现。

当然这只是我的假想，没有任何的依据。解释的方法可能有很多，比如我们知道肌肉有快肌、有慢肌，《解剖列车》上说有快车、有慢车，我在这里只是提出我的假想而已。临床上我使用这四大筋穴的频率越来越高，而且临床经验告诉我，这四大筋穴非常好用。腰及下肢的病我主要处理髂外筋穴和承山筋穴，肩背及颈椎问题我主要处理天宗筋穴和手三里筋穴。总体效果还是不错的，大家可以尝试一下。

第三十讲　髂外筋穴和带脉筋穴

我们再回到髂外筋穴的主题。髂外筋穴极其重要，它是我们人体的大中枢。就下肢来讲，任何力和能量的传导以及经气的传导都容易在这里出现问题。我们前面讲了脚外踝扭伤，接下来要讲一下膝盖的外侧痛，这个在临床上也比较常见。我们可以直取患处，也可以缪刺。如果循经筋取穴的话，髂外筋穴是个常用的筋穴。尤其是久病，如果髂外筋穴不做处理的话，往往很难根治。

　　我们治病要讲究一个次第，如果是新病的话，它的影响主要在局部，并没有造成人体整体力线的改变，这个时候我们在局部阿是穴处理一下往往就能达到预期的效果。如果是久病，人体的整体力线已经受到影响，这个时候我们再在局部阿是穴进行治疗，往往不能达到预期的效果，很多情况下你给他处理之后确实好了很多，但还是有那么一点病根，怎么都处理不掉。或者是患者当时感觉很好，过了一段时间又恢复原样了，遇到这种情况我们就有必要调整整体的结构了。在治疗膝外侧疼的时候，髂外筋穴就不可或缺了。

　　理论上讲，局部和整体是互相影响的。也就是说我在局部处理阿是穴之后，整体的结构也会随之改善。但是临床经验表明，很多时候局部对整体的影响不大。如果我们单纯针对局部阿是穴进行处理的话就显得力度不够了。

　　还有一个就是腰痛，尤其是伴随脊柱侧弯的腰痛，往往在髂外筋穴也有反应点。脊柱侧弯和骨盆旋移的原因有很多。但是我们不去管它，只要在髂外筋穴出现了反应点，就先把髂外筋穴处理一下就可以了。

　　很多人治疗腰痛很喜欢处理局部，腰部的面积大，比较好处理。但是很多的腰痛并不是腰部本身的问题。我喜欢先从远心端往近心端处理。比如一位腰痛患者来了，我喜欢依次弹拨昆仑筋穴、承山筋穴、殷门筋穴、秩边筋穴这几个足太阳经筋上的穴位，然后再依次弹拨阳陵泉筋穴、风市筋穴、环跳筋穴、髂外筋穴。当然还有足三阴经筋，现在还没有讲到。

　　我们调整了远端的筋穴之后，很多腰痛当场就会减轻。治疗腰痛千万不能忽视了足少阳的经筋。尤其是带有骨盆旋移症状的腰痛，如果不重视足少阳经筋，远期效果往往不好。

　　再一个，很多的腰痛和腹内外斜肌的关系很大。

　　我们继续讲足少阳经筋的循行，髋关节以上足少阳经筋主要有腹内外斜肌、腹横肌。这几块肌肉很重要，但常常又被我们忽略。这几块肌肉和我们的腹压有很大的关系，当我们讲到足阳明经筋的时候我们还会讨论腹压的问题，在这里先简单地说一下。

　　我们从人体的构造上来看，上帝在我们的胸部安装了肋骨，但是在腰腹部却没有安装类似于肋骨的结构，这应该是个无奈之举。如果我们所有的脊柱都安装了类似肋骨的结构的话，人体就会非常笨拙。所以上帝只在胸椎上安装了肋骨，并且把重要的脏器都放在里面来保证它们的安全，而把一些不是那么重要的脏器放在了腹部。

看似一种无奈之举，但是我们仔细想一下的话，这样的设计非常完美。因为上帝把腹部设计成了一个腹压装置。某种意义上讲，压力是一切力量的源泉。

《关中刀客》里面的那个小男孩说，他父亲跟别人比武输掉了，为什么呢？因为他父亲当时放了个屁。因为放了个屁导致了腹压的流失，进而他的力量就不够了。传统武术是很重视腹压的，《一代宗师》里叶问拜师的时候，他师父就给了他一个腰带。我们小时候也喜欢学武，练武的时候要扎着腰带，这样不容易受伤，而且会让人更有力量。扎马步的时候扎上腰带比不扎腰带要轻松一些。

如果我们把腰腹比作一个桶的话，这个桶的盖子就是膈肌，桶的底就是盆底肌群，桶身就是腹内外斜肌、腹横肌、腹直肌、竖脊肌、腰方肌等等。在这些肌肉的共同协调下，我们来维持和调整我们的腹压。一些比较胖的人，他们的腹直肌、腹横肌、腹内外斜肌往往比较弱，就会造成腹压的不稳定，进而导致慢性腰痛。因为如果腹压不够的话，我们的脊柱和腰背部的肌群就要代偿，进而导致它们的损伤。

腹部就像一个充满气的篮球，正常情况下这个腹压能保证我们的生理活动。如果这个球瘪了，不能提供一定压力了怎么办？脊柱和腰背部的肌群就要站出来代偿。对于这种腰痛，我们不能一个劲儿往腰背部去怼，要注意调整足少阳经筋和足阳明经筋。还有一些女性的腰痛和盆底肌关系比较密切，我们以后再讲。

除了腹压，还有一个重要的原因，因为腹内外斜肌和腹横肌距离脊柱较远，所以它们的力矩就很大，如果我们要通过肌肉把脊柱拉弯的话，靠近脊柱的这些肌肉往往要耗费更大的力，因为它们的力矩短，杠杆比较小。但是腹内外斜肌和腹横肌距离脊柱较远，它们的杠杆很大，往往只需要一个很小的力就可以把脊柱拉弯。对于一些脊柱侧弯的腰痛，我们不能忽视了这些肌肉所起到的作用。

和足少阳经筋相关的腰痛我们要重点处理两个地方：一个就是四大筋穴之

一的髂外筋穴，另一个就是带脉筋穴。这两个地方处理好了，腹内外斜肌和腹横肌的问题大部分都能解决。

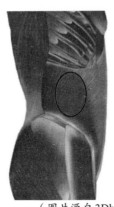

带脉筋穴

（图片源自3Dbody）

足少阳经筋继续往上走的话就是前锯肌，这个我不作为重点讲解。再往上就是颈部和头部，这里也暂且不讲。因为颈部是个非常重要的地方，所以我把十二经筋讲完之后，会把颈部单独拿出来做一个专题的讲解。这里大家先熟悉一下就行。

本节课我们粗略讲解了足少阳经筋，例子就不举了，这种例子比比皆是，以后我们再专题讲病案。

第三十一讲　手少阳三焦经筋

我们看一下手少阳经筋的循行

"手少阳之筋，起于小指次指之端，结于腕，中循臂，结于肘，上绕臑外廉，上肩、走颈，合手太阳；其支者，当曲颊入系舌本；其支者，上曲牙，循耳前，属目外眦，上乘颌，结于角。其病当所过者，即支转筋，舌卷。"

对照解剖结构来看的话，在小臂上主要是指总伸肌。在这里有个常用的筋穴，就是外关筋穴。当然，和很多穴位一样，外关有多重属性，它既是筋穴，又是气穴。我们在这里只讨论它的筋穴属性。

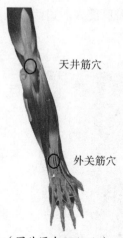

天井筋穴

外关筋穴

（图片源自3Dbody）

先给大家举几个例子。我有很多厨师朋友，因为我高中的时候学过厨，所以我一直认为我的真正身份是个厨师，我把很多厨师都视为同行。厨师有个职业病，那就是手腕容易疼，因为他要经常颠勺。这个动作很容易造成指总伸肌的损伤，这种疼痛主要表现在手腕的阳池穴一片儿。这种病我治疗很多，主要就是用外关筋穴以及手三里筋穴。

有一次跟着自行车队一块骑行，一位兄弟栽下车来了。他栽下来的时候下意识用手掌根去撑地，结果手腕伤着了，当时疼得动不了。我有随时带针的习惯，车队里很多人都知道我会这个手艺，就让我给他扎两针。这种事我遇到不是一次两次了，按常规治法的话，局部刺血效果也挺好的，但是这种情况一般局部都会擦破皮，刺血就不太好操作了。那就只能扎针了。对于一般人我会对称取穴，比如在他另外一个手腕上找一个压痛点，效果也很好，扎得也不怎么疼。但是这兄弟比较抵触中医，一开始还不愿意让我扎针，但是他疼得也没别的办法，几个人劝着他，他也只好就范了。给他来一针外关透内关，先苍龟探穴，然后再龙虎交战，被我这么一番折腾，病好了一大半，他的手腕活动起来便没什么大碍了。

还有一次在老家的时候，一个小侄子和别人闹着玩的时候把手腕给撅着了。他爸爸带他过来的时候手腕已经肿了，我一看别再是骨头给伤着了，我又不会正骨。我和他爸爸说：赶快去医院拍个片子看看骨头有没有问题。我跟他们一起去的。小孩子疼嘛，就在那里哭，我就在外关这个地方给他慢慢揉，到医院的时候，小孩的疼痛已经减轻很多了。后来拍片子也没啥大碍，回来我就给他在外关扎了一针，又贴了膏药，后来就慢慢好了。

外关筋穴在治疗网球肘、颈肩痛时也是经常用到的，就不举那么多例子了。总之它是上肢一个很重要的筋穴。这个大家要重视。

再往上走就是肱三头肌的一部分了，这里有个天井筋穴也比较常用。我们之前说过，肌肉的起止点往上是筋穴所在的地方，天井筋穴治疗上肢病效果还是可以的。原始点按摩流派把这个地方作为一个原始点。

一次一位姑娘抬东西的时候伤着手腕了，但是我在外关那里找了一下没有反应点。我们说筋穴要以阳性反应为主要依据，如果在检查的时候没有出现敏化的状态，那么这个筋穴它就不存在，在筋穴这里扎针效果就要差一些。于是我就在天井这里找了个筋穴点揉了一会儿，症状就改善了很多。

再往上就是三角肌、冈上肌、斜方肌的一部分，在肩部有很多和太阳经筋重叠的地方。再往上就是颈部了，以后我们再讲。

第三十二讲　足阳明胃经筋

这里我们开始讲足阳明胃经筋。足阳明经筋也比较有意思，在腿部这一段它和足太阳经筋一样都是两条并行而上的，这样的结构注定了它和足太阳经筋的关系，对立又统一，相互制约，相互协同，它们俩是对称的。

以后有机会我们还要好好探讨足阳明经的问题。膀胱经和胃经是对称的，然而膀胱经是两条，而胃经只有一条。但是在下肢，足阳明的经筋却是两条，阳明的经筋是要靠阳明的经气来濡养的，那么我们是不是可以推断，足阳明经是不是也是分成两条并行而上的。就是说阳明经和膀胱经有高度对称的关系。

我先讲一个故事，就在前不久一个人加我微信，这个人是个中医爱好者，加了我之后就说要请教我一个问题。他的一个朋友练瑜伽的时候劈叉，结果伤到筋了，内收肌群被拉坏了。大概是两年多前的事情了，我当时是通过扎内庭穴给她扎好的。

这中医爱好者比较好学，他后来知道了这件事，就通过微信请教我，他不明白我为什么用内庭穴。因为那位朋友受伤的地方是阴经所过的地方，他想，扎内庭穴是不是用的表里取穴法，胃经和脾经互为表里嘛。

我说不是的。我这个人对很多的配穴法都不太感冒，以后我们讲到五输穴的时候再谈这个问题，在我看来，五输穴这套理论也是有问题的。现在大家来看看足阳明经筋的循行图，能不能想明白我为什么扎内庭穴？

足阳明经筋在腿部是两条上去的，内侧的这一条聚于阴器的时候和足三阴经筋有重叠的地方，实际上我取穴的方法还是很单纯的循经筋取穴。经脉所过，主治所及，同样，经筋所过亦为主治所及。当然如果内庭不行的话就要取阴经的穴位了，但是内庭有效嘛，就不需要换穴位了。

这个爱好者他之所以有困惑，是因为他心里只有狭义的经络。足阳明胃经走在大腿的前外侧，所以他看不出来我是循经取穴，但是他又想解释，最后自己发挥出来一个表里配穴法。我为什么要讲这个例子呢？因为很多人对经筋的循行并不重视，所以我这次讲课就把经筋放在经络的前面来讲，矫枉过正。

我来大致讲一下足阳明经筋的解剖结构。

"足阳明之筋，起于中三指，结于跗上，斜外上加于辅骨，上结于膝外廉，直上结于髀枢，上循胁属脊；其直者，上循骭，结于膝；其支者，结于外辅骨，合少阳；其直者，上循伏兔，上结于髀，聚于阴器，上腹而布，至缺盆而结。"

在小腿上主要是趾长伸肌和胫骨前肌。在趾长伸肌这一块，足阳明经筋和足少阳经筋是有重叠的。对于这些重叠的地方我们要做一些模糊化的处理。

比如我们常用的绝骨穴如何定位的问题。绝骨穴的定位，历史上一直都是分为两派。一派认为在腓骨的前侧取穴，一派认为在腓骨的后侧取穴。这是一笔糊涂账。所以后来有的前辈就做了和事佬，腓骨前侧的叫阳明绝骨，腓骨后侧的叫少阳绝骨。实际上我觉得没有必要，绝骨穴是个筋穴，我们完全可以按照筋穴的取穴标准来定位，以痛为输嘛，我们找他的筋穴，不关注它在腓骨的前侧还是后侧。

顺便再提一个"髓会绝骨"的问题。根据我的研究，这可能是个错误。髓会的绝骨可能是风府这个地方，以后我们有机会再探讨这个问题。

在小腿上，足阳明经筋的筋穴还是比较多的，足三里、上巨虚、下巨虚、条口、丰隆都容易出现筋穴。我们之前讲过，经筋和脏腑关系尤为密切，在我的学术体系里，我认为经筋入脏腑。我们消化系统的疾病往往在足阳明经筋上出现筋穴。

这里举几个例子。我现在治疗消化系统的病比较简单，无论是拉肚子也好还是便秘也好，我都喜欢在小腿的足阳明经筋上找筋穴。但凡能找到筋穴，我就先给他处理了，如果没有筋穴我再找脉穴、气穴这些。

有一次在外培训，我的同桌可能吃坏了东西，有点拉肚子，听课的时候他就捂着肚子，这种毛病嘛一般好处理，我就在小腿上找了个筋穴，大概在丰隆这个位置，用指针给他点了点之后，症状就缓解很多。

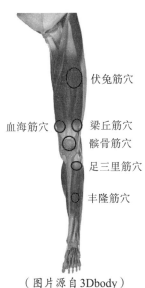

伏兔筋穴

血海筋穴　梁丘筋穴
　　　　　髌骨筋穴

足三里筋穴

丰隆筋穴

（图片源自3Dbody）

对于这种急性病，我们只要找到筋穴，一般都是十拿九稳，不像一些慢性病治起来那么麻烦。急性病为什么好处理呢？这个时候人体排邪的功能是很强的，我们给他顺势处理一下就行。这种情况我喜欢强刺激，有时候患者酸痛得受不了，但是我要的就是这种效果。为什么呢？他痛的时候往往会出汗，这样做的目的就是想他能顺便出点汗。

阴阳相交谓之汗嘛，一旦出点汗，说明阴阳交泰了。再者我们讲皮穴的时候已经讲过，所有的疾病都有从表而解的可能，因为这样做的性价比很高。我们让他稍微出点汗，有助于让邪从表而解。

这种突然的拉肚子我治疗的不算少，在高铁上就治过好几个，就是这一招，基本都能搞得定。特别严重的病例我倒是没有怎么见过，反正普通的拉肚子都能应对。

还有一种便秘，在丰隆筋穴处理效果也比较好。一些顽固性的便秘有时候也很难取得良好的远期效果，这个时候通常要配上照海穴。如果没有筋穴，那就没必要去处理了，效果就没有那么好了。不行我就用承山配支沟，效果也不错。便秘的治法有很多，以后我们讲病案的时候再详细讲。

足阳明经筋再往上走，到了大腿主要是股四头肌了，当然也有髂胫束的一部分，这部分和足少阳经筋有重叠。股四头肌上的筋穴也有很多，尤其在髌骨的周围。我们说过，肌肉的起止点容易出现筋穴。在治疗膝盖疼痛的时候，髌骨周围的这些筋穴都很常用。

前段时间我去南京找一个老大哥玩，他的姐姐左侧膝盖疼痛。这位姐姐在一家工厂做保洁，工厂有四层楼，但是没有电梯，她经常爬上爬下，慢慢地膝盖就不行了。还有一个，她要经常蹲着擦地，这样也是很伤膝盖的，后来越疼越厉害，蹲都蹲不下来了。

我检查的时候发现，她左侧的髌骨周围有很多的筋穴。对于这种大面积广泛性存在的筋穴，我一般先远端取穴。我们之前讲过这个道理，"让二营长把意大利炮拿过来先轰一顿再说"。远端取穴我更常用缪刺法，在她的右肘关节找了个反应点扎了一针。

完了之后她就可以蹲下了，疼痛减轻了七八成。这个时候我又去她的左侧髌骨周围找筋穴，发现就剩一两个了，用小针刀给她点了一下就完事了。但是这个病是不是真的就此完事了呢？一般不会的。她左侧膝盖疼，不敢用力，右腿必然要代偿，这种病一般两条腿都有问题。我告诉她明天左腿应该没有什么大碍了，但是右腿可能会疼。一开始她不相信，结果到了第二天右腿果然疼了，我也没有换什么套路，接着把她的右膝盖也治了。

对于这种髌骨周围有很多筋穴的情况，我除了先在远端取穴之外，还有一个方法经常用，就是在膝盖的周围刮痧，尤其在膝盖的上方，血海、梁丘到髌骨这一带重点刮痧。很多老年人顽固性的膝痛，刮出来都是黑痧，然后出痧严重的地方再刺血拔罐，效果也很好。

治疗这种病我们要注意一点，在《灵枢·终始》篇有这么一句话，"新劳勿刺，已刺勿劳"，给患者治疗过之后让他要尽量少劳动。为什么呢？我们在那里给他扎针是不是把气血引过来了，气血过来是给他进行修复的。如果他还是继续操劳活动，那么就把这些气血消耗掉了。气血一旦消耗掉，我们下一次用同样的方法治疗的时候，效果就会大打折扣。

有一次我治疗一例腰肌劳损，那个时候我很有情怀，给穷人治病不要钱。这位患者是个铺地板砖的农民工，他老是蹲着，猫着腰干活，得了腰肌劳损，这种病治起来一般不算麻烦，但是他这个情况治疗了一个月都没有好。扎过针之后当场就很舒服，但是第二天又来了，又回到老样子了。

我一开始交代他，最起码请假一星期，这一星期之内不能再猫着腰贴地板砖了。这患者答应的倒是挺好，但是没有听话。一个腰肌劳损，我治疗一个月，中途还换了两次治疗方案，最后没有效果。我就问他到底有没有听我的话，他就实话给我说了，他们贴地板砖的一天能赚好几百，根本不舍得休息一个星期。反正我扎针又不要钱，他就每天来扎一次。我一听，得，这样的话那可真没法完全治好。

回归正题，之前讲足少阳经筋的时候说过，膝盖的外侧痛一般和足少阳经筋脱不了干系。膝盖的前侧痛呢一般和足阳明经筋脱不了干系，这种膝盖痛和股四头肌的关系尤为密切。像所谓的"髌骨软化症"，很多是因为股四头肌的问题。我们的髌骨下面通过髌韧带连接到胫骨结节上，髌骨的上面就连接着股四头肌。髌骨像一个轴承，主要是传导力和能量，实际上这个髌骨是不容易受伤的，它受伤往往是因为股四头肌出现了问题。

所以如果一位膝痛的患者来了，尤其是久病的，那我们是要检查他股四头肌的。股中间肌的筋穴一般在两个地方：一个是在肌腹上，就是伏兔穴那一块，即伏兔筋穴；还有一个在起止点，就是鹤顶筋穴。股外侧肌的筋穴一般在梁丘穴这一块，梁丘筋穴的范围还是比较大的。我们知道梁丘穴的上面就是阴市穴。在梁丘穴的两侧还有俩经外奇穴叫髋骨穴，髋骨穴有两个，分别在梁丘穴的左右各一寸半处。我们扎筋穴的时候可以不需要那么精确，就在梁丘穴的上下左右找筋穴，以痛为输，那里就是梁丘筋穴了，没有必要非得在意扎的是梁丘穴，还是阴市穴，还是髋骨穴。股内侧肌的筋穴就是在血海那一块了，即血海筋穴。

这几个筋穴很重要，在处理膝关节的问题时不可或缺。除此之外，这些筋穴和腰痛的关系也比较密切。股四头肌紧张往往会造成骨盆前倾，进而导致腰椎的结构和力学的改变。贺普仁老先生在《一针一得》里讲腰胯疼扎伏兔穴，实际上伏兔穴对于骨盆前倾和骨盆后倾都很重要，股四头肌无力往往会造成骨盆的后倾。股四头肌和腘绳肌互相拮抗来维持骨盆的正常状态。一位腰痛患者来了，我们往往习惯性地让他趴下，结果忽略了精细化的诊断，这也是不对的，需要引起重视。

除了股四头肌之外，足阳明经筋还包括了一些内收肌群，当然内收肌群主要是三阴经筋的区域。但是我们也不要忽略了足阳明经筋，就像我之前举个那个劈叉劈坏了扎内庭的例子。

第三十三讲　腰痛治腹

足阳明经筋再往上走主要就是腹直肌了。我们讲足太阳经筋的时候已经说过，足太阳的经筋分布比较广，包括了膀胱经循行的区域以及督脉的区域。足阳明经筋也是一样，除了包括胃经的循行区域之外还包括了任脉的区域，也就是我们的腹白线。

到了肚子上，足阳明经筋就更加重要了。我们之前已经讲过腹压，足阳明经筋对腹压的影响尤其重要。腰背部这些足太阳经筋上的肌群主要作用于脊柱。足少阳经筋和足阳明经筋则主要负责调整腹压。比如我们呼吸的时候，肚子上的肌肉会起伏，但是腰背部的肌肉却不会像肚子上的肌肉那样起伏。腰背部的肌肉就像一堵石头墙，而肚子上的肌肉则更像一块橡皮。

正是因为这样，我们肚子上一般不太容易出问题，但是一旦出了问题也很麻烦。

举个例子，曾经有个患者，也是搞装修的，腰痛了十几年，用他自己的话说就是没有一天是感觉腰部舒服的。痛得厉害的时候不能上楼梯，上楼梯的时候腹股沟这一块疼痛难忍，大腿是抬不起来的。每次上楼梯的时候弄个皮带绑在膝盖上，稍微好一点的腿先迈上去，然后再拉皮带把痛得厉害的腿给拉上来。这个病折磨得他痛不欲生。

那么这个患者的腰大肌肯定是有问题的。他病了十几年，找过的医生不计其数。这种疑难杂症我很感兴趣，我甚至都觉得他描述得有点夸张。我说：我来给你试试治治吧。他经验也很丰富，直接就往床上趴。我说：你不要趴了，仰面躺着吧。我就在他的肚子上检查，并没有去探他的腰大肌，只是在他的腹直肌、腹内外斜肌、腹横肌上去触诊。

结果在他的阴交穴这个地方，发现一个像花生那么大的结节。这个结节非常硬，其他的地方也有几处张力不太一样。我当时就想，先处理这个结节吧，就在那里给他揉了，结果揉了半天没有一点反应。揉了不行那就扎针呗，结果用毫针扎下去就像扎到一块石子上，针都扎弯了也没有扎进去。

我当时只有毫针，没有更粗的针具。然后我给一个西医朋友打电话，问他要了一支注射针头。再硬的结节也是肉啊，我就用注射针头直接扎进去了。结果针扎下去之后患者的肚皮开始颤动，就像面肌痉挛的那种颤动差不多，我当时就想，这一针肯定有效了。患者当时有点害怕，其实我心里也没有底，那是我唯一一次遇到那种情况。但是我知道那个地方很安全，我给他扎的深度也很安全，我就在那里观察。

患者的肚皮震颤了得有十分钟才停止，我又留了一会，针完了让他下床试试。患者下床站了一下，接着就拍着我的肩膀说了一句话："我的乖乖，你这一针厉害，我感觉不到我的腰了。"这个患者年龄和我父亲差不多，所以他一激动来了句"我的乖乖"。那一针扎过之后，他告诉我，他的腰从来都没有那么轻松过，感觉不到腰的存在了。

这个患者大概治疗了二十次，前面我都是给他处理肚子，后期把腰背部也给他处理了一下。效果还是很满意的，除了偶尔阴天下雨或者劳累会有点不舒服，其他都还好。

我有一个习惯，只要是老腰痛，我就先在腹部处理，腹部处理完了以后再处理髂外筋穴，最后再处理腰背部。这个病例是个非常典型的病例，很多人的结节没有那么硬，还有很多人没有结节，但是基本上都有压痛反应。反应点分布的范围非常广，整个腹部都有可能出现，所以检查的时候要细心，从上面的肋弓开始慢慢往下摸，一直到曲骨和腹股沟韧带这一块。总之要全面扫荡。

不光是腰痛，一些颈椎病、肩周炎也经常在腹部有反应点。比如我们临床上比较熟悉的很多颈椎病，在中脘附近会有反应点。

我们的先辈早都讲了，很多病可以从阴治阳。人体说小不小，但是说大也不大，就是那么大块的地方，单刀直入不行我就曲线救国呗。我经常告诉我的一些学生，遇到病不要慌，先把整个人体摸一遍，哪里有反应点就治哪里，这是笨法子，也是很好用的法子。

第三十四讲　针灸也要腹诊

总之我们不要忘了我们人体腹部有个皮球，更不要忘了这个皮球尤其重要。这个皮球不仅仅会影响筋骨的形态，还会影响我们的脏腑，很多的脏腑病需要处理腹部。

我再举个例子，一个朋友是中医爱好者，他孩子尿床，他知道扎关元穴可以治疗这病，问我怎么扎，他怕扎出危险。腹深似井嘛，关元那里还是比较安全的。我说：你放心扎吧，不超过半寸就行。结果扎了四五次没有效果。

我也很奇怪，小儿尿床，很多时候关元扎一次就能好。我老家一个远门的爷爷就用这一针治疗小孩尿床，闻名一方，我小的时候经常看到城里有人开着小轿车去村里找他治病。我这个爷爷以前是个赤脚医生，他扎针的时候喜欢量穴位，用个高粱秆从肚脐量到曲骨是5寸，然后再把高粱秆切成5段，每一段不就是一寸了嘛，然后再用这一寸的高粱秆比划三下就找到关元穴了。现在来看，我这个爷爷并不算高明的针灸医生，取穴不能这么死啊，但是他治疗小孩尿床就是很厉害。

我这个朋友给他孩子扎了关元没有效果，我对他说：你把孩子带来我看看是怎么回事。我给他一检查，在阴交和气海之间有个很短的条索，这让我想到了桂枝加龙骨牡蛎汤的腹证——"夫失精家，少腹弦急"。

大塚敬节曾经治疗过一个精力衰退的患者，一开始好像是用肾气丸治疗了一段时间，但是没有效果。然后他再一次做腹诊，发现肚脐旁边有个一二厘米、像铅笔芯一样的条索，然后开了桂枝加龙骨牡蛎汤治好了。不过这个患者的条索是在肚脐旁。

日本汉方家很喜欢腹诊，研究也非常深入。他们的腹诊大致可以分为伤寒派和难经派，尤其伤寒派的腹诊被他们发扬光大了，吉益东洞就说：不腹诊的话没法开方子。日本的腹诊很成熟，从后藤艮山到吉益东洞，再到后来的大塚敬节，都是腹诊的高手。现在我们国内的经方派也开始重视腹诊了，娄绍昆老师、王宁元老师他们也都很推崇腹诊。

但是有一点很有意思，他们都是通过腹诊开方子。其实我们针灸比他们有优势，因为我们诊疗一体啊。很多腹证，尤其是条索压痛这些，我直接给他在条索这里扎针就行了，没必要再拐弯抹角开个方子。我们针灸医学为什么比开方子简单呢？主要就是我们诊疗一体，我发现这里有个条索，那我直接针对这个条索治疗就行了。

再一个，我们针灸是双向调节，开方子还要考虑虚实的问题，你不能把方子开反了，但是我们就不需要考虑那么复杂了。其实我开方子的水平很一般，但是总体疗效还算可以，因为我针药并用。大部分的病我通过针灸就解决了，后期再吃点中药调理一下。

目前来讲，我们的针灸医生还不是太重视腹诊，日本的针灸还是比较重视腹诊的，尤其泽田派。所以针灸的腹诊，我们要慢慢地重视起来。

这个孩子就是在阴交到气海这一块有个条索，然后我就给他扎这个条索，前后扎了四五次，孩子的尿床就治好了。关元主要是个气穴，这孩子的病可能是因为筋穴造成的，所以扎了几次关元也没用。

所以诊治脏腑病千万不要忘了腹部。我们现在也有很多用于腹部区域的疗法，比如腹针、脐针这些针法，还有一些按摩疗法，比如脏腑图点穴、段氏脏腑推拿、臧福科老先生的振腹疗法、宗筋疗法等等。腹诊的话我们要借鉴一下日本的腹诊法。总之不管何门何派，有用的都可以吸收过来。因为我们这里着重讲解经筋系统，所以主要是讲解腹部经筋的诊疗。

不妨深入地想一下，为什么腹部可以治疗那么多的疾病？我们看猫啊狗啊这些动物，它们经常趴着，这样的话腹部就能接触地面。我们人知道在腹部按摩，那么这些动物是不是也在进行腹部按摩呢？我们还没有直立行走的时候可能就是这样来进行按摩的。当时上帝造人的时候可能也考虑过这样一个问题。

再一个，人体需要一个大的"检修口"，这个"检修口"首先要容易操作，再一个要安全。我们的腹部就满足这个条件，所以上帝把这个"检修口"就放在了这个地方。既然这里是个很大的"检修口"，那这里应该还有很多的秘密有待发掘，要靠我们以后一起努力了。

第三十五讲　腹部筋穴

　　这里我们讲一下足阳明胃经筋在腹部的一些大的筋穴。这些筋穴相对容易找到，因为在这里，很多筋穴和气穴都是重叠的。这些筋穴有一个规律，当然这个规律不是特别明显的规律啊，只是我个人临床的感觉。我们以肚脐为分界线，肚脐上的筋穴和气穴可以诊断治疗上焦、背和上肢的病，肚脐以下的筋穴和气穴往往可以诊断治疗下焦、腰和下肢的病。

　　我们看一下巨阙筋穴。和腹部的其他穴位一样，巨阙穴的筋穴属性非常明显。巨阙穴主治哪些病呢？我们看《针灸大成》第七卷："主上气咳逆，胸满短气，背痛胸痛，痞塞，数种心痛，冷痛，蛔虫痛，蛊毒猫鬼，胸中痰饮，先心痛，先吐，霍乱不识人，惊悸，腹胀暴痛，恍惚不止，吐逆不食，伤寒烦心，喜呕发狂，少气腹痛，黄疸，急疸，急疫，咳嗽，狐疝，小腹胀噫，烦热，膈中不利，五脏气相干，卒心痛，尸厥。妊娠子上冲心昏闷，刺巨阙，下针令人立苏不闷；次补合谷，泻三阴交，胎应针而落，如子手掬心，生下手有针痕；顶母心向前，人中有针痕，向后枕骨有针痕，是验。"

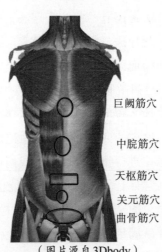

（图片源自3Dbody）

　　巨阙筋穴的主治大概可以分为两部分：一个是心肺疾病，一个是难产。在心肺疾病这一块，巨阙穴的主治和膻中穴比较近似。在我看来，膻中穴筋穴属性不是太明显，我认为它是个气穴，我们以后再去讲它。

很多心肺有问题的人，在巨阙筋穴往往能摸到硬结或者明显的压痛。这个穴位大家临床上用的都不是太多，其实这个穴位治疗肺心病效果非常好，但凡心肺同病，而且在巨阙筋穴有反应的，艾灸巨阙筋穴效果非常好。

前几年我曾治疗一位朋友的父亲，他的主要症状是动则气喘、乏力。严重到什么程度呢？我去的时候是开始采茶的时候，他父亲在那里炒茶，我看他炒茶是非常的吃力，见到我来了，他从房间里走出来招呼我，这几步路走的都很吃力。

他这个病也有年头了，在国内治的不满意，后来跑到美国治，结果还是越来越严重。这种病我还是治过一些的，开方子我喜欢用苏子降气汤加减。苏子降气汤效果很好，岳美中老先生和刘渡舟老先生都讲过苏子降气汤加减治疗肺心病，还有的适合用木防己汤。大家有时间可以去看看。

针灸疗法的话我倒是经历了一番探索。一开始主要选肺经和心包经的穴位，比如尺泽、列缺、鱼际、内关这些，然后再加个太溪。但是这样的常规套路，效果往往很一般。后来我发现使用背腧穴效果会更好一些，从第1胸椎到第7胸椎背后的区域，去找反应点治疗。

再后来我读《针灸大成》的时候突然想到一个问题，在穴位的主治描写方面，有的字数很少，有的字数很多，有的主治比较单一，有的主治很复杂。我突然就想，这些描写字数多的应该是使用频率更高的穴位，因为它使用频率比较高，所以总结的经验就非常丰富，所以字数才多，在逻辑上这是没有问题的。

后来我读《针灸大成》就很注意这个问题了，我发现对巨阙穴的描述还是非常丰富的。那么在《针灸大成》之前的年代，巨阙穴的使用频率应该是很高的，不像现在我们看针灸医案，大家都不太使用这个穴位。于是我就开始尝试，一直到后来摸索出一个经验——在巨阙穴做热敏灸效果很好。

我对《针灸大成》里穴位主治列举的详细程度做了一番对比分析，发现很多现在不常用的穴位，在以前应该是使用频率很高的。

那位朋友的父亲，我就是这样给他治的。在后背找到反应点，刺血拔罐，然后针刺巨阙，完了之后他就感觉很舒服。后来我就这样扎针加上苏子降气汤治疗了半个多月，老爷子就可以慢慢悠悠的上山采茶了。

后来我去的少了，主要是让他吃苏子降气汤，一直控制的还行。因为他之前心脏已经肥大了，所以我一直想让他去医院检查一下，看看心脏有没有变小，因为不知道我们用中医治疗是单纯改善了症状，还是把他的器官功能也改变了。他一直都没有去检查，后来有一次突然感冒了，感冒之后症状急剧加重，没办法，又送到医院去了。挺可惜的。

再往下就是中脘筋穴，在中脘穴和下脘穴之间，我们经常能摸到一个很硬的条索，一般有铅笔那么粗，我说的中脘筋穴就是指这个条索。这个筋穴也是非常常用的筋穴，尤其对于脾胃病。

好几年前我那时候还在做金融，当时在昆山的一家电子厂给他们做贵金属的套期保值。我那时候工作很辛苦，这些品种都是美国的市场在主导，美国的时间和我们刚好相反，所以我经常都是凌晨两三点下班。

有一天下班刚睡了两三个小时，我父亲电话打过来了，怎么回事呢？我们老家有个叔叔在昆山的工地上打工，早上突然肚子疼得厉害，就给我父亲打电话问怎么办。我父亲也犯糊涂，这种情况该让他赶紧去医院啊，结果他电话打到我这里来了。我当时累了一晚上刚睡下，而且那个叔叔离我那里还很远，等我跑过去的时候他正侧躺在床上，表情很痛苦。

当时也没来得及详细诊断，先把足三里、胆囊穴、阑尾穴几个穴位先扎上再说。一开始不能确定是什么病嘛，再说我当时的水平比现在差得多，反正把几种可能都想到了，先把针扎上再说。然后再问他怎么回事。

他说是前一天晚上吃了很多的猪头肉，喝了很多啤酒，晚上睡觉的时候空调温度开得很低，结果大早上开始胃痛了。针扎下去过了几分钟没有效果，我又给他换几组穴位还是不行，我就有点慌了。这个时候我那个叔叔说话了，指着中脘那里说：这里很紧很硬，就像个杏核一样。我一摸还真是的，就跟个杏核差不多，而且非常硬。

然后我就给他扎了，用毫针扎得很费劲，那个地方非常硬，后来我用几根毫针并在一起给他扎。又折腾了半个小时，那个硬核始终没有消失，但是他的症状缓解了很多。后来我看他没有大碍了，我就回去了。

在临床上，一些脾胃有问题的人经常会出现中脘筋穴，有的很硬很明显。我举的例子都是很典型的例子，但是更多的例子没有那么典型，这就需要我们慢慢去摸了，只要摸到了就要给他处理掉。

中脘筋穴治疗颈肩的疾病也经常会用到。我们知道在腹针疗法里，中脘也是个治疗颈肩疾病的重要穴位。我们用筋穴治的话就必须要找到筋穴，有的患者在这个地方没有筋穴，我们处理起来效果就差一些。

还有一个，中脘筋穴治疗腰背痛也很常用。有一次，我邻居阿姨腰背痛，我正吃着饭呢，她过来找我了。我也没有太过详细诊断，让她往那里一躺，在中脘那里摸到了筋穴，给她弹拨一下便痛得受不了。她问我怎么回事啊，我说她肠胃应该有问题。她说：对啊，我便秘好多年了，是不是和这个有关系啊？因为我没有给她四诊，她这么一说，我想应该是有关系的。弹拨了几下之后她的腰背就好很多了，然后给她拿了几根艾条让她回去自己灸了。

再往下就是天枢筋穴，这个筋穴的范围比较大，从肓俞穴到大横穴这个大的区域，反正摸到哪里就是哪里。这个筋穴一方面是治疗便秘效果很好，大家也比较常用，我就不讲了；还有一个就是治疗腰痛。在《针灸大成》里说天枢可以治"不能久立"，"不能久立"一般腰大肌要承担主要责任，所以一些腰大肌的问题我们要摸一摸有没有天枢筋穴。除此之外还有一个穴位比较重要，大家翻开《针灸大成》看看跗阳穴这一条是怎么写的？"主霍乱转筋，腰痛不能久立，坐不能起。"看到了吧，跗阳穴也可以治疗腰痛不可久立。

有一次一个老大哥找我，他老婆瘫在床上了。实际上他们已经找过好几个人治疗了，都没有效果，差点要去做手术了。

她这个情况主要就是站不起来，走到洗手间上厕所都疼得受不了。我一看片子也没啥，就是腰椎间盘突出。我给她检查了一下，发现天枢这里有筋穴，便让她把脚露到床外面，给她扎了双侧天枢加双侧跗阳穴，起针后她自己就感觉好很多了。后来针药并用治了半个多月，基本正常了，也没去做手术。

天枢这个筋穴有时候不是太好处理，可以很轻松地找到它，但是要消掉它的话有时候还挺难。又是扎针又是拨筋的，弄了半天它还在，这种情况可以考虑远端取穴，在腿部的足阳明经筋上找到筋穴和它一起治疗，这样才能把它消掉。

天枢筋穴还可以治疗妇科病，《针灸大成》也说了，"妇人女子癥瘕，血结成块，漏下赤白，月事不时"。这方面我的经验不是太多。

天枢治疗子宫肌瘤比较常用。我曾经通过知网对针灸治疗子宫肌瘤方面的论文做过统计，发现在用针灸治疗子宫肌瘤的时候，天枢穴的使用频率是非常之高的。但是从论文的统计来看，这个病一般也要治疗几个月，还是挺慢的。

我这个人比较笨，做学问的法子也比较笨，遇到棘手的病就去搜相关的论文，下载几十篇甚至一两百篇的论文，然后对用穴进行分析，找出规律。我曾经一年在知网上就花掉几千块钱。但是这样也有好处，见的多自然就比别人想的全面。

再往下就说关元筋穴了，从气海到关元这一带也容易出现条索，我称之为关元筋穴。这一块我们用的还是比较多的，大家的经验也比较丰富，妇科、男科、腰痛这些，大家都经常用，所以我就不再多讲了。

再往下就是曲骨筋穴，从中极穴到耻骨包括横骨穴的范围。宣蛰人老先生比较重视这一块，宗筋疗法也很重视这一块，大家可以去看看他们的东西。临床上我经常通过这一区域治疗泌尿系统的疾病。贺普仁老先生在《一针一得》里说阳痿扎大赫穴，大赫穴也是曲骨筋穴的范围。我临床上治疗阳痿一般是关元透曲骨，斜刺，快速提插，针感往往能够到达龟头，扎针后有的感觉阴囊里面发热，有的感觉阴茎在充血，有的扎了针之后当场就会稍微勃起。

在少腹部还有水道筋穴，这个地方可以处理髂腰肌的问题，也可以治疗妇科病。

还有一个筋穴，治疗糖尿病效果挺好的。这里我先卖个关子，大家自己动脑筋找找吧。

腹部常用的筋穴大概就是那么多。很多时候，在临床上筋穴的分布并不像我讲的那样明显，所以我们往往需要大范围仔细探查，不要怕麻烦。还有很多小的筋穴，下面有颗粒状的结节，这种筋穴也要针对性治疗。

总之，要对腹部的筋穴重视起来，腹部是个大的"检修口"，几乎可以治疗所有的疾病。甚至很多的疗法就是单纯作用于腹部。

第三十六讲　手阳明大肠经筋

我们接下来讲手阳明大肠经筋。

"手阳明之筋，起于大指次指之端，结于腕，上循臂，上结于肘外，上臑，结于髃；其支者，绕肩胛，挟脊；直者，从肩髃上颈；其支者，上颊，结于頄；直者，上出手太阳之前，上左角，络头，下右颔。其病当所过者，支痛及转筋，肩不举，颈不可左右视。"

在前臂上，指总伸肌这一部分和手少阳经筋有重叠，还有桡侧腕长伸肌、桡侧腕短伸肌、拇长伸肌、拇短伸肌、旋后肌等。这里我们讲一个重要的筋穴——手三里筋穴。

我们之前聊过四大筋穴，手三里就是其中之一。手三里筋穴一般出现在手三里到下廉穴这个区域。诊治上肢病我们经常用到它，网球肘、肩周炎、颈椎病。

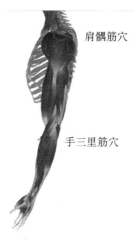

肩髃筋穴

手三里筋穴

（图片源自3Dbody）

网球肘在临床上比较常见，临床上治疗的方法也很多。我们看附着在肱骨外上髁的很多肌肉，其肌腹都在手三里筋穴这个区域。大部分的网球肘都能在这个区域找到一个最明显的压痛点，针对这个压痛点来处理，效果都还可以。

我治疗过很多比较顽固的网球肘，在手三里附近找到筋穴，用烧山火手法，效果都还不错。

很多人都做过针刀，在肱骨外上髁那里切了好几刀，但是远期效果还是不好。其实我不喜欢在肌肉的起止点尤其在韧带上做治疗，这些地方血供往往比较差，所以我们容易想当然地认为这里的血供差，所以这里容易出问题。

但是我们反过来想一下可不可以？当初上帝造人的时候之所以这样造，是因为这里本来就不容易受伤。即使很多的起止点表现出了临床症状，那往往也是继发症状。当然起止点也非常重要，这个我会在后面的"骨穴"篇章来讲。

一些顽固性的疼痛我们还是要用烧山火手法，手三里这个地方给他做热，很多人会在胳膊上冒凉气。一些疼痛之所以很顽固，还是因为受寒了。以前我跟着师父的时候，患者问怎么会得这个病，我师父总是说因为受寒了。我当时就很不服气，怎么什么病都是因为受寒了呢？寒到底是个什么玩意啊？看不见摸不着的，就是个温度而已，怎么会进入人体内呢？

后来我就慢慢地服气了，因为很多病治到最后往往是往外冒寒气的，甚至很多寒气冒的很夸张。这种情况见多了以后，我确信寒气是可以进入人体的。对付这种顽麻冷痹还是要用烧山火。烧山火手法也没那么玄乎，大家可以看一下张缙老先生的解释，我用他的方法做烧山火，成功率还是蛮高的。如果烧山火做不出来可以用艾灸，热敏灸或者雷火神针都可以。

手三里筋穴治疗肩周炎也很好用。我们往往用它来治疗阳明经的肩痛，这个就有点局限了。无论疼痛的位置在哪条经筋上，我们都不能忽略了手三里筋穴。我治疗过一例肱二头肌长头肌腱炎，患者也是一个中医，几个同道在一起吃饭就聊到这个问题。他之前自己治疗过，但是主要围绕着手太阴做文章，所以远期效果不太好，扎针好了一天又不行了。

治疗这个病我喜欢用阴陵泉筋穴，后面我们会讲到这个筋穴。但是那次我用的手三里筋穴，因为阴陵泉筋穴不太方便，也是在手三里筋穴做烧山火，后来他自己又治疗了几次就痊愈了。我们临床治病一定要把思路放开，不能说患处在手太阴上，就只去治疗手太阴。我们不是有表里经配穴法嘛。

还有的肩痛是因为人们没有正确使用肘关节，最后肩关节代肘关节受邪，虽然肩关节表现出了症状，但病根还是在肘关节。这个大家要举一反三地去思考一下。比如我们的膝关节疼痛很多是因为我们不会正确使用踝关节，这种膝关节的疼痛如果不去治疗踝关节的话就会影响远期效果。

手三里对下肢病也很有效果，我们一般治疗急性腰扭伤会用到它，但是对于腿痛则很少用了。实际上手三里筋穴对下肢病的治疗作用也是很好的。有一次一个患者外踝扭伤，我治这个病都有套路了，先缪刺，再循经取穴，再配合局部刺血。当时正在给一个学生讲手三里筋穴，这个患者来了，我们刚好可以试验一下，就扎了手三里筋穴，效果也是很满意的。

再往上走就是肱三头肌和三角肌的前束了，这里就是肩髃筋穴了，是治疗肩周炎常用的穴位。这里是三角肌和冈上肌的汇集点，这两块肌肉主要是负责手臂的外展。如果肩痛表现为外展时加重的话，我们要重点检查这个地方。我师爷治疗各种肩痛基本上都是采用肩髃透极泉这一针，但是刺法有讲究，一个是针刺的角度，一个是针刺的手法。我之前给大家演示过一次，这个地方做烧山火不仅局部会热，有时候整个肩膀甚至到面部也会发热。

还有一些偏瘫的患者，这个地方也非常重要。想恢复上肢的运动功能，这个地方必不可少。有的人偏瘫时间久了，肩关节会半脱位，这个主要还是要用肩髃筋穴来治疗。

这个地方大家还是比较常用的，所以我就不再多讲了。

第三十七讲　足三阴经筋、地机筋穴

讲完足三阳经筋和手三阳经筋，十二经筋我们就讲了一半了。接下来进入足三阴经筋和手三阴经筋的讲解。

在《灵枢·经筋》篇大家可以发现，对足三阴经筋和手三阴经筋的论述要比对足三阳经筋和手三阳经筋的论述相对简短。足三阴经筋在下肢距离较近，而筋穴往往区域较大，所以有时候我们很难区分某个筋穴具体是属于哪一条经筋，我们经常要进行模糊化处理。再一个我也不想讲得太具体，那样会消耗很多的时间，作为一个概论，我只给大家提供一个大概的视角。所以我将足三阴经筋进行简化处理，三阴经筋并为一条，简称足三阴经筋。更加具体的解剖，大家可以参照薛立功老先生的《中国经筋学》。

足三阴经筋很好找，下肢的内侧都是它的循行范围。在小腿上主要是比目鱼肌和腓肠肌的内侧以及趾长屈肌。所以筋穴就比较好找了，我们顺着小腿的内侧从下往上摸就行了。

有一次我一个员工带一位姑娘到公司来了，这个姑娘挺朴素的，穿着平板鞋，但是鞋跟的内侧磨损比较厉害，鞋跟的外侧厚、内侧薄。

参观完了我就请他们到我办公室喝茶。小伙子介绍我的时候说我是中医，结果那姑娘来了兴趣，伸手就让我把脉。我也没摸她的脉，说：你可能有妇科问题。姑娘一下子很尴尬，因为被我说准了。她觉得很神奇，我都没有摸脉，又是怎么知道她妇科有问题的呢？

刚才讲了，她鞋跟内侧磨损比较厉害，说明她足三阴经筋的受力比较多。这种情况，十有八九在她的小腿内侧都有筋穴。但凡小腿内侧有筋穴的人，妇科方面大多有问题。所以我说她妇科方面有问题是这样推论而来的。

这种病往往不需要摸脉，在我看来，我们的经络触诊要比摸脉精确得多。摸脉的话，各家的脉法还不相同，主观性很大，很多老大夫都摸了一辈子的脉了还是心中了了，指下难明。但是我们的经络触诊是客观的，而且准确率极高。

我们方脉用的主要是经络脏腑辨证，但是大部分人都是在用单纯的脏腑辨证。有句老话说得好，"学医不明经络，开口动手便错"，但是经络辨证在方脉这一块基本被舍弃了，这是非常可惜的。《灵枢·经脉》中说："夫经脉者，所以决生死，除百病，调虚实，不可不通。"经脉可以决生死的啊，把这一块舍弃了是不圆满的。所以我一直呼吁要重视经络诊断。

讲到这里我再扯远一点。有一次参加一个饭局，朋友介绍我的时候说我是中医。这个时候坐我旁边的大姐就伸出手，让我摸脉，想考考我。

我只好先给她摸摸脉，但是我的脉法很差，不敢从脉上给她断病啊。再看看舌苔，舌头一伸出来很典型，心火很旺。这种情况我不好意思问诊的啊，只能从现有的舌象来推理了。心火旺有哪些症状啊？我就给她说了，容易口腔溃疡、容易激动、容易发火、容易口苦、容易做怪梦等等。她一听也很服气，说：王医生说得很准，但是还有一个主要的症状你没有说出来。

她这样一说我就有点心虚了啊。怎么办呢？只能继续推理啊。那就推到心火下移的问题了，可能会有阴部瘙痒、小便涩痛这些症状。但是这个只是推理啊，不能直接说出来，万一错了不是很没面子嘛。再者一桌人，把人家的隐私说出来确实不好。

换个方式吧，我说：大姐啊，不是我遗漏了你的主要症状，而是我不想暴露你的隐私，我干脆给你治一下吧。于是我就俯下身子摸了一下她小腿的内侧，重点是阴陵泉、三阴交和蠡沟穴。我不是想给她治病，我是想看一下她是不是有相关的症状。我摸的时候这几个部位压痛还是比较明显的，所以我基本上可以确定了。如果高手的话可以从脉上来确定，我脉法不好，只能用经络诊断。

这个大姐也是个很大大咧咧的人，她觉得我在逃避她，非让我说出来还有什么症状。这个时候我已经有底气了，我当着一桌子人说：大姐你可能有阴部瘙痒、小便涩痛这些症状。但是这个大姐没有生气，反而给我翘了个大拇指，说：王医生前途无量。

举这个例子是要说明什么呢？经络诊断对我们非常重要。就像我们总是说一些妇科病是冲任不调，那得去检查冲脉和任脉啊，否则你怎么能确定冲任不调呢？

我们再扯回来，我从前面那个小姑娘鞋跟内侧的磨损程度推断她有妇科问题。但是妇科问题也很广泛啊，她是例假有问题，还是白带有问题，这个不好确定啊。

小姑娘就请教我怎么治疗。这个时候我们要进一步诊断了。摸一下小腿的内侧，在地机筋穴这里有反应，这样一方面可以确定我们的推理是正确的，另一方面还有什么好处呢？我们针灸医学是诊疗一体，我们找到了地机筋穴，那就在这里治疗就行了。让她自己以后天天按摩，哪条腿的反应比较强就重点按哪条腿。

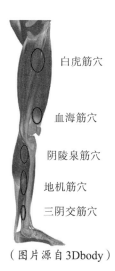

白虎筋穴

血海筋穴

阴陵泉筋穴

地机筋穴

三阴交筋穴

（图片源自3Dbody）

讲完这个例子我们要讲到一个筋穴了，那就是地机筋穴。地机筋穴往往是一个条索，以地机穴为中点，上面可能到阴陵泉，下面可能到漏谷穴。这条条索的长度往往变化很大，有时候这条条索不太明显，但是压痛很明显。这是我们足三阴经筋在小腿上最重要的一个筋穴，这个筋穴在治疗经筋病和脏腑病时都非常常用。

我们先来讲个经筋病，比如内踝扭伤。我们之前讲足少阳经筋的时候讲过足外踝扭伤，对于足外踝扭伤，我们顺着足少阳经筋来找筋穴就行了。同理，足内踝扭伤我们可以顺着足三阴经筋来找筋穴，这个筋穴往往就在地机筋穴。

我们之前讲足少阳经筋的时候讲到了膝盖的外侧痛，那么膝盖的内侧痛呢？是不是也一样的道理啊。我们可以在内收肌群处理，也可以在小腿的内侧处理，这就是所谓的循经筋取穴。我们在小腿内侧常用的也是地机筋穴。

还有一个往往被我们忽略的问题，就是腰痛。很多腰痛的患者会出现地机筋穴。这个地方对于治疗一些腰痛的效果还是比较好的。如果说我没有记错的话，在《针灸大成》里面，足三阴经在小腿内侧，从三阴交往上能治疗腰痛的穴位只有两个：一个是阴陵泉，一个是地机。这两个穴位都可以治疗腰痛不可俯仰。当然我不敢太确定，回头你们可以自己翻一下《针灸大成》。这说明了一个什么问题呢？这一段的筋穴往往和腰痛有关系，尤其和腰大肌造成的腰痛关系密切。

我们知道脾经上有一个穴位叫大都穴，《肘后歌》里有句话"腰腿疼痛十年春，应针不了便惺惺，大都引气探根本，服药寻方枉费金"，但是这个穴位在临床上用起来效果并不太理想，不如用地机筋穴来的好一些。

地机筋穴治疗脏腑病主要是在中焦和下焦，以生殖泌尿系统为主，也治一些肠胃病。但是地机筋穴治疗肩痛效果还是不错的，尤其是肱二头肌长头肌腱炎，这个是循经筋取穴。我们都知道条口透承山治疗肩痛效果好，但是那主要针对阳明经筋和太阳经筋的肩痛。而肱二头肌长头肌腱炎主要还是手太阴经筋的病，所以我们要在地机筋穴处理的话效果会更好一些。有的人没有地机筋穴，那么我们就在往上找，找到阴陵泉筋穴也可以的。

阴陵泉筋穴也经常会用到，但是它的治疗范围和地机筋穴差不多。有时候这两个筋穴同时出现，有时候它俩只出现一个。反正只要有筋穴就治筋穴呗。

除了地机筋穴和阴陵泉筋穴之外，还有三阴交筋穴、膝关筋穴和筑宾筋穴，它们主要是在比目鱼肌和腓肠肌的内侧。总体来说，小腿内侧的这些筋穴主治范围都差不多，所以我们不再详细讲解了。

第三十八讲　血海筋穴、白虎筋穴、承扶筋穴

我们继续讲解足三阴经筋在大腿上的循行。这一部分也比较简单，包括股内侧肌、股薄肌、缝匠肌的内侧和内收肌群。

比较常用的筋穴有血海筋穴，这个筋穴在治疗膝盖的内侧疼痛时经常用到，我们之前已经提到过。还有一些生殖泌尿系统的疾病，比如阴部瘙痒，甚至一些性病。当然我说的血海筋穴的范围比较大，所以找起来也特别好找。有的时候我们不要太拘泥于穴位的定位，要以触诊为依据。

我一个朋友是个中医爱好者，平时也在学习针灸。她自己有个毛病，平时出汗很少，一旦天气热或者运动一段时间后就浑身瘙痒。她这个毛病从小就有，有时候冬天空调温度高了她也痒，所以搞得她很痛苦。她这种情况主要还是因为不能出汗，不出汗则体内的热就散不出来，郁在里面，她就痒了。常规的扎法，取曲池、合谷、血海、三阴交嘛。但是她用下来效果不好。

有一次到我这里来玩，从地铁站走过来有点热，但是出不了汗，便又开始痒了。我就给她扎血海筋穴，扎上后很快就止痒了。她问我扎的是什么穴位，我说血海，她就懵了，因为我扎的地方和血海的定位有点距离，所以她看不太懂。实际上我扎的是筋穴，血海筋穴范围不算小，所以要揣穴。包括经外奇穴百虫窝也是在血海的筋穴范围里面。至于我给她扎的是血海还是百虫窝都不重要，反正就是血海筋穴。

我就把这个道理给她讲了，后来她每次痒的时候她就点揉血海筋穴，很快就能止痒。按说这种病用些麻黄连翘赤小豆汤应该也能治，不过她这个是胎里带的，确实不好治。但是她通过处理血海筋穴，能很快地缓解症状。

再往上走就是一个很大的筋穴了，就是我们的内收肌群。这个内收肌群治疗腰痛很常用，我们之前说过，地机筋穴也常用来治疗腰痛。为什么呢？主要还是因为经筋所过，主治所及。足太阴经筋"起于大指之端内侧，上结于内踝……其内者，着于脊"，足少阴经筋"起于小指之下……循脊内挟膂上至项"。

深层的腰痛和足太阴经筋、足少阴经筋的关系尤其密切，因为它们走在腰部的深层。一些腰椎间盘突出的患者，腰背部有时候并没有明显的压痛点，但

要是叩击一下往往会引发深层的疼痛，这个时候我们经常要在足三阴经筋上处理。

从神经的角度，腰痛和闭孔神经、隐神经有关系。我们从经筋的角度来说就是经筋所过，主治所及。所以对于一些所谓的腰椎间盘突出患者，我们不要忘了足三阴经筋。江湖上有一招神仙一把抓，治疗腰痛很有名，其主要作用点就是在内收肌群上。

我们中医推拿疗法里有著名的八把半锁，其中的白虎锁就是在内收肌群上。所以我将内收肌群上的筋穴称之为白虎筋穴。对内收肌群研究比较透彻的应该是宣蛰人老先生了，大家可以去看看《软组织外科学》，我就不多讲了。

足三阴经筋可以治疗很多生殖泌尿系统的疾病，大家看一下足阴经筋的循行的话就会知道，三条经筋都走到盆腔这一块。一些阳痿早泄的患者如果在足三阴经筋上有明显的筋穴，把这些筋穴处理完了，就很容易见到效果。

这里我们再补充一个筋穴——承扶筋穴。按说承扶筋穴属于足太阳经筋，为什么我在这里还要再讲一下呢？主要是和髂腰肌有关系。我们从足太阳经筋和足少阴经筋的循行上都能看到髂腰肌的影子，但是髂腰肌和足少阴经筋的关系更加密切。这一点我们可以和《解剖列车》的前深链互参。

临床上腰痛往往不是一经之病，而是多经同病。腰痛经常出现足太阳经筋和足少阴经筋同病，我们最好找一个筋穴，同时属于两条经筋，所以我们要讲一下承扶筋穴。在高式国老先生的《针灸穴名解》一书中对承扶穴有这样一段描述："又因本经与足少阴经俱由委中至肾俞，此段经线，两经并行，叠成一表一里，故浅取之则足太阳之经受之，深取之则足少阴之经受之。"

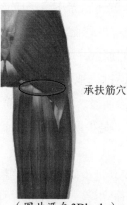

承扶筋穴

（图片源自3Dbody）

承扶筋穴的浅层属于足太阳经筋、深层属于足少阴经筋，所以我们在这里可以通过深刺，同时治疗两条经筋的疾病。承扶穴的扎法很有讲究，如果我们治疗坐骨神经痛的话，可以按照教科书的定位来针刺坐骨神经。如果治疗腰痛的话，我们下针的位置要在传统的定位上再外开1cm左右，因为髂腰肌附着在股骨小转子上，我们让患者俯卧，让他的脚往内翻，这样我们刚好可以刺到股骨小转子上髂腰肌的附着点。

承扶筋穴不光我们在用，在蒙医医学里有个长皱纹穴，这个长皱纹穴并不是一个点，他是三个点，承扶穴是一个点，承扶穴左右旁开1cm各一个点，所以他是三个点。我们扎髂腰肌股骨小转子附着处的话，取的是长皱纹穴的外侧点。异曲同工吧。

足三阴经筋在大腿上常用的筋穴就是血海筋穴、白虎筋穴、承扶筋穴这三个。大腿再往上的部分我们就不再讲了，因为它们都在腹腔里，位置比较深，临床上很难操作。所以足三阴经筋我们就算讲完了，下一讲我们讲手三阴经筋。

第三十九讲　手三阴经筋、孔最筋穴、少海下筋穴

因为手太阴经筋、手少阴经筋、手厥阴经筋的循行比较靠近，而筋穴的范围往往比较大，在临床过程中往往不需要拘泥于某个筋穴到底属于哪条经筋系统，所以我们对这三条经筋也进行模糊化处理，以下统称手三阴经筋。

手三阴经筋在小臂上的主要解剖结构是肱桡肌、指浅屈肌、指深屈肌、掌长肌、桡侧腕屈肌、尺侧腕屈肌等。这里有两个筋穴很重要：一个是孔最筋穴，一个是少海下筋穴。

我公众号里曾经写过一系列针灸治疗急性软组织挫伤的文章，其中有一个病案。几年前快临近春节的时候，我请俩朋友吃饭，结果他们在路上被撞伤了，其中一个朋友主要是膝盖、脚踝和胸部受伤，在医院做了检查，骨头没有事，挂了一晚上水也什么效果。第二天我先给他缪刺，把踝关节弄好了就出院了。回去后给他扎的内关和尺泽，把胸部的疼痛也治好了。

实际上我扎的穴位并不是传统的尺泽穴，而是孔最筋穴。孔最筋穴的范围比较大，一般在肱桡肌上，以我们传统的孔最穴为中心，上面可以到尺泽穴，下面往往也有一段距离，总之我们临床上以揣穴为准。我为什么给这个朋友扎内关和孔最筋穴呢？因为经筋所过，主治所及。手三阴经筋循行到我们的胸部，胸大肌、胸小肌都属于手三阴经筋。所以我取了手太阴的孔最筋穴和手厥阴的内关穴，如果这两个穴位无效的话，我还要再取手少阴的穴位。但是当时扎这两针他就好了。

我以前遇到过一个小的医疗纠纷。一位患者咳嗽，我给他扎几次鱼际扎好了，但是扎了几次之后，他的鱼际这边有些疼。扎针的过程中有点创伤，造成疼痛比较正常，我一开始也没有当回事。我告诉他不要紧，是扎针扎的，过两天就好了。过了半个多月，他女婿突然带着他过来了。怎么回事呢？他回去几天，鱼际那里一直都疼，因为我告诉他了过几天会好的，他也没有当回事，又过了几天，鱼际那里开始酸而无力了。毕竟我把他的咳嗽治好了，他也没好意思来找我。

扎鱼际可能造成拇短展肌、拇短屈肌或者是拇对掌肌的损伤，我马上就给他检查了一下，确实是有问题的，大拇指内屈的时候无力。基本可以确定是我扎针造成的。

然后我就在孔最筋穴这里扎了一针，合谷刺没有留针，起针后他的大拇指明显好很多。就这样孔最筋穴一针，病好大半，然后我又在阿是穴灸了一下，基本上就没有问题了。我让他回头再来治疗一次，但是他后来也没有再来找我，这个病应该是弄好了。

因为鱼际属于手太阴经筋，所以我在手太阴经筋上找筋穴，揣穴找到了孔最筋穴，那就在这里治疗了。经筋所过，主治所及。

还有一个常用的筋穴是少海下筋穴。少海下筋穴的范围也比较大，在肱二头肌腱膜所覆盖的区域。这个筋穴也很好用，有一次一个朋友摔了一跤，也是用手撑地，把手腕伤着了，过了一段时间基本好了，就只是阳谷穴这个位置在做某些动作的时候会疼。他后来就过来找我了，我就是在少海筋穴这个地方扎了一针就好了。

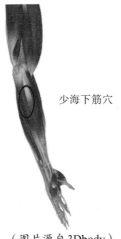

少海下筋穴

（图片源自3Dbody）

还有一个常见病即腕管综合征。如果用针刀的话，在局部扎针很疼的。这个病很简单，就在少海下筋穴扎针就行了，很多这样的患者扎一次就好了。腕管综合征和指浅屈肌以及指深屈肌有绝对的关系，我们可以在局部处理，也可以在肌腹上处理，少海下筋穴就在这几个肌肉的肌腹上。

有一次去见一个老板，他让司机开车来接我，这个司机得的就是腕管综合征。下了机场高速，司机就把车停那里了，说手腕很疼，要休息一下再走。他是患者，我是医生，那我能无动于衷吗？给他少海下筋穴扎了一针，他说好很多了。到了老板的家里，司机紧着说我好话。后来又给他扎了两次，基本就好了，我告诉他，以后再犯病就在那个地方自己按摩。

举这几个例子是想说明孔最筋穴和少海下筋穴的重要性，尤其是少海下筋穴，经常被我们忽略，因为从狭义的经络来讲，这个地方并没有穴位，所以我们总是想不到去扎那里。但是从经筋的角度来讲，少海下筋穴则非常重要。我们之前已经说过，筋穴往往在肌肉的起止点和肌肉丰厚处，像少海筋穴这些地方是手部内屈肌群的肌腹比较集中的地方，因此这里也是重要的筋穴。

下面我们再回头复习一下，我之前讲过四大筋穴之一的手三里筋穴，手三里筋穴和孔最筋穴以及少海下筋穴基本在同一个平面上，是我们小臂最粗壮的这一块。因为肌腹都在这个平面上，所以这一块最为粗壮。在临床上我们只要掌握了这三个筋穴，基本可以处理大部分上肢的疾病，无论是手上的问题还是手腕的问题，无论是肘关节的问题还是肩关节的问题，还有一部分颈椎病的问题。希望大家引起重视。

我们继续讲解手三阴经筋。在我们的上臂，主要的肌肉是肱二头肌和肱肌。这里有个天府筋穴，这个筋穴不是太常用，我一般用来治疗肱二头肌长头肌腱炎。前两天还治疗一个这样的患者，他之前在患处做过小针刀，效果不太好。肱二头肌长头肌腱这个地方，我们一般认为是手太阴经筋的区域，但是每个人不太一样，有的人是属于手阳明经筋。

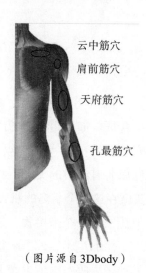

云中筋穴

肩前筋穴

天府筋穴

孔最筋穴

（图片源自3Dbody）

对于肱二头肌长头肌腱炎，我以前喜欢用鱼际穴或者高树中教授推荐的鱼肩穴，效果还不错。但是在这个地方扎针，患者往往很疼。后来我就循经远取穴，用阴陵泉筋穴或者地机筋穴。这么扎的话就没有那么疼了。

这个患者来了之后我就在对侧的阴陵泉筋穴扎了一针，结果效果不好；然后我又在鱼际扎了一针，效果也不好。遇到这种情况我便重新考虑治疗方案，可能这个病超出了我的预期了，不能按照常规套路来，如果我继续在阿是穴治疗也可以，但是我一旦感觉这个病超出预期，那我就不想按照套路来了。

怎么办呢？我给他艾灸，在阿是穴这里做热敏灸。灸感很好，没过一会他说他的胳膊特别酸胀，就是肱二头肌的肌腹这一块。这样一来我基本就确定了，可能病灶并不在肱二头肌长头肌腱上，而是他的肌腹出了问题，他的肌腹才是真正的阿是穴。我平时治病是针药并用，用针的时候也是与灸并用。灸法我们后面会讲，其不光有治疗的作用，还有诊断的作用。尤其是热敏灸，灸感自己会去找病灶。对于一些疑难杂症，我们很难确定病灶的时候我就喜欢用热敏灸去探病灶。

我既然知道了他可能是肌腹的问题，就找了个筋穴，然后用刃针给他扎了一下，这样效果立马就出来了。当然这个病例还是治疗了好几次，后面针灸并用，效果很好。

手三阴经筋再往上走就是三角肌的前束和胸大肌、胸小肌。这个地方也很重要，我们知道八把半锁有个返魂锁，返魂锁有前中后三关，前关主要是拿胸大肌和胸小肌，中关主要是弹拨极泉穴，这两关都属于手三阴经筋的范围。这个地方那么多的重要肌肉却没有穴位，这是很不合理的。所以说我们狭义针灸学的理论可能并不完美。但是我们把医疗实践和医疗理论来分开看的话可能就明白了，这个地方历来为针灸家所常用，于是派生了一个经外奇穴——肩前穴。

我认为可以把这个奇穴归到手厥阴心包经，这里也经常有筋穴出现，我称之为肩前筋穴。

胸部也有一个重要的筋穴，就是云门、中府这一块，这里经常出现条索，我称之为云中筋穴。

这两个筋穴对于肩部前侧的疼痛效果都很好，所以经常一起使用。

这两个筋穴对于心肺疾病也有很好的效果。一些感冒后遗咳嗽，这里的压痛往往比较明显，有时候徒手弹拨或者刮痧就有很好的效果。

这两个筋穴对于乳腺疾病效果也很好，一些乳腺增生在这里的压痛也非常明显。很多的乳腺病其实治起来都很简单。治疗乳腺病我们只要把乳房周围的筋穴揉开就行了。乳房的内侧是膻中筋穴，下面是乳根筋穴，外侧是辄筋筋穴，背后是天宗筋穴，上侧是肩井筋穴，外上侧就是肩前筋穴和云中筋穴了。把这些筋穴处理好，气血一通畅，乳房的问题就解决了。这个套路在临床的有效率非常高，大家回头自己试试就知道了。

一个患者有乳腺增生，来例假了，乳房疼得厉害，而且还痛经。我说只需要扎一针就能把你这两个毛病一块治好。于是在内关下了一针，内关不仅治疗乳腺，还治疗痛经。结果一针下去没有见到效果，搞得我下不来台了，我赶紧给她弹拨几个筋穴。结果在云中筋穴弹拨了之后她乳房立马就不疼了，我担心效果不持久，就把剩下的几个筋穴也给她弹拨了一遍。

心脏的一些病和乳房的治法是一样的，也是这些筋穴，把它们处理好，很多心脏不适的症状可以很快缓解。这些大家临床上还是比较常用的，我们就不再多讲了。

斜角肌出现了问题，往往在云中筋穴会有反应，所以这里也是一个不错的治疗点。

第四十讲　肩颈经筋

前面几次课我们大致把十二经筋的循行和常用穴位讲完了，但是我偷了个懒，把足太阴、足少阴、足厥阴这三条经筋并成了一条经筋，把手太阴、手少阴、手厥阴三条经筋也并成了一条经筋，从学术的角度来说这并不严谨，但是在临床上是可以模糊化处理的。

我们接下来要讲肩颈部的经筋了，因为这一部分尤其重要，所以我要单独拿出来讲。这个地方很多经筋会重叠交叉，所以我们也不能非常精确地给每一块肌肉确定经筋范围。好在这一块面积不大，我们可以用遍诊法，所以也可以偷个懒，把它们进行模糊化处理。

我们的颈部是相当重要的，因为它连着我们的脑袋，某种意义上讲，颈椎的存在是为脑袋单独服务的。中医的神明学说有两个观点：一个是心主神明，一个是脑主神明。我个人倾向于脑主神明之说。脑主神明的物质基础就是头和颈，颅骨负责保护脆弱的大脑，而颈椎是它们的外延。

理所当然，这里也是非常重要的治疗靶点。王文德老师在其《针道摸象》中提出了"开发颈项区"的概念，高维滨老先生也提出了"项穴疗法"的概念。我们一定要把这一块重视起来。

我们以后还会从其他的角度来论述脖子的重要性，在这里我先从经筋的角度来做一下简单的论述。

当然用"脖子"这个词并不严谨，为什么还要用这个词呢？我们人体上称之为"脖子"的有几个地方？手腕我们俗称手脖子，脚腕我们俗称脚脖子。为什么会有这样的称呼呢？因为这些部位都具有类似的形态。我们的手从小臂到手腕这一块是逐渐变细的，过了手腕突然变粗，我们的小腿到脚踝也是逐渐变细，然后又突然变粗。我们的脖子也是这样啊，本来我们的躯干很粗大，到了脖子这里急剧收口。因为这几个部位具有一定的相似性，所以我们可以"以脖治脖"，这也算是一种全息对应吧。

我们把人体想象成一个人体形状的气球，在手腕、脚腕和脖子这里都被一根线给扎了一下。从气血的角度来讲，这些部位的压强都很大，我们在后面讲气穴的时候会讲到"气口"这个概念。从经筋的角度来讲，这些地方力和能量的传输也容易出现卡顿。

我们的手腕和脚腕还有韧带来约束，再一个它们收口不是那么的急剧，所以问题不大。但是我们的脖子收口急剧，而且没有很多韧带来约束。按照道理来说上帝造人的时候应该造一个像围脖一样的韧带把这些肌肉约束一下，但是他老人家并没有这样做，至于为什么不这样做，我那么多年也没有想明白，但是肯定有其道理。

我们的经筋系统起十四肢的末端，结果在我们的脖子这里有一个急剧的收缩，这些张力也在我们的脖子处急剧汇集。这样有一个好处，就是它能更好地服务我们的头部，这在人类的早期是没有问题的，因为早期我们还是原始人的时候，我们的脖子运动量非常大，刚好能够应付这些张力。但是现在我们脖子的运动量却很少，而这个地方又汇集了这么多张力无法消化，这就容易出问题了。

所谓的颈椎病已经成了临床上一个很常见的病种，而颈椎这个地方又是连接脑和躯干的唯一通道，这个地方出问题就容易造成大脑和躯干以及脏腑出问题。我们的脏腑受大脑的指挥，产生的气血一部分供给躯干，一部分要供给大脑，而这个信息和能量的通路就是脖子。上面就是"皇帝"，下面就是"老百姓"，它能不重要吗？某种意义上讲，这里可以治疗所有的疾病，但目前我们对这个地方的开发还远远不够。

搞针刀的有一种说法，万病求之于颈椎，这句话不算夸张。脖子的重要性我们就不再论述了。我们接下来还是讲一些重要的筋穴。

第四十一讲　肩颈筋穴

我最常用的筋穴是池府筋穴，位置在我们的项平面上，属于太阳经筋和少阳经筋的区域。这里附着了斜方肌、胸锁乳突肌、头夹肌、头半棘肌以及枕下肌群等。宣蛰人老先生很重视这个区域。因为这个区域和我们的风池穴、风府穴位置较近，所以我称之为池府筋穴。

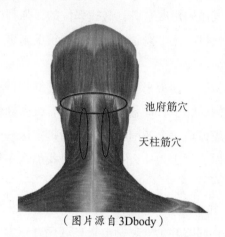

（图片源自3Dbody）

　　池府筋穴的作用范围非常广，尤其治疗头部疾病和颈肩疾病。有一年我们在大理开了个会，晚上大家聚餐的时候，他们都知道我会中医，然后有人质疑中医，我就问桌上现在有没有不舒服的，我现场来治疗，就有个人举手说他正在偏头痛。然后我就用宣老强刺激推拿法在他的池府筋穴点了一下，马上他的头就不疼了，眼睛也亮了，耳朵听力也提高了。中医治疗效果那是立竿见影。

　　有时候的落枕可能是因为斜方肌的问题，也可能是因为胸锁乳突肌的问题，我也常处理池府筋穴这个地方。在肌肉急性痉挛的时候我不太喜欢处理肌腹，有时候处理之后症状反而会加重。但是处理肌肉的起止点就比较安全了，所以我不管是哪条肌肉的问题，常常在池府筋穴上处理。还有一些肩痛和斜方肌有关系，我也喜欢在池府筋穴这里处理。

　　池府筋穴也是治疗神志病的重要穴位，因为是在头颈交接的地方，所以这里是个大的枢纽。失眠、抑郁、焦虑这些都要重视池府筋穴。这种病我治的很多。有一次接诊一个抑郁症患者，头也疼腰背也疼，我就用风池透风池、天柱透天柱这两针，效果还是非常好的。还有一些脑病也是同样的道理。池府筋穴大家使用的频率也不是太低，我这里也就不再多讲了。

　　下面要讲的一个经筋就是天柱筋穴，即我们项后的两条大筋。这个地方大家也很常用，我举两个不太常用的例子。

　　我有一段时间腰痛，一开始也没太当回事，所以也没治疗。后来突然加重了，这个时候再治疗就很不顺利，在自己能够的着的常用穴位扎了几次也没什么效果。有一次去外地出差，在高铁上突然疼得动不了，当时就想这下完蛋了，到站了我下不了车不麻烦嘛。我坐在座位上动不了，只能让我的同事帮忙弹拨委中穴，他在那里给我弄了一会也没效果，我心里慌的很啊。那个时候也是急中生智，想到膀胱经是从委中穴那里分成两支，这两支在天柱穴又重新汇合成了一支，天柱这个穴位可不简单啊，再者确实有很多应用天柱穴治疗腰痛的案例。我就开始摸了，发现项后两条大筋都很紧，然后我让同事帮忙弹拨这两条大筋，过一会我的腰痛缓解了很多，最起码能站起来，我不用担心到站下不了车了。

　　临床上还有很多失眠和颈椎有很大的关系，如果我们不把颈椎调理好的话，这些失眠不好治，这时候应用天柱筋穴有大用处。对于颈椎问题导致的这些失眠，我还喜欢用葛根汤加减。黄煌教授说葛根汤有很好的兴奋作用，吃了之后白天让人兴奋了，晚上自然就抑制了。葛根汤有这个好处，一个是可以兴奋，再一个是对颈椎病有很好的作用。所以如果失眠患者的颈椎有问题，我喜欢用葛根汤，如果除了项背不适外葛根汤证不太明显，那我就用葛根汤化裁。

　　我治疗过一例最夸张的失眠，一个朋友的爷爷年轻时曾遭受过很大的折磨，用他的话说就是从那之后再没睡过一个好觉，他就问我扎针能不能改善一下。我心里想：都失眠一辈子的人了还怎么治啊。年轻人的病一般都好治，毕竟气血旺盛，机体恢复很快，上了年纪的人治起来就很麻烦了，气血衰退是客观规律啊。但是老爷子对我期望很高，当时还是个冬天，大冷的天扎针也不太方便，但脖子是露出来的，那我想就给他艾灸一下脖子吧。

　　我弄了个艾灸盒在他脖子后面放着，还担心引火上行，怕他血压突然升高，我就不时地给他摸脉，问他有没有不舒服，就这样灸了个把小时。本来这个病例我是没有报任何希望的，毕竟是失眠一辈子的人了。结果奇迹发生了，第二天老爷子告诉我他这一辈子没有睡过那么好的觉。我也被惊到了，就问他是怎么个好法？是睡眠时间长，还是睡的深？他说睡眠时间并没有延长，但是睡眠很深。

　　这个病例对我的影响很大，以至于我现在治疗失眠往往先要问人家有没有颈椎不舒服，只要有颈椎不舒服的就先治颈椎，临床效果还是可以的。反倒是遇到那些颈椎没有问题的人我反而会心里发虚了。

还有一个筋穴在我们的颈肩结合处，从肩中俞穴到缺盆穴这个区域，主要是肩胛提肌和斜角肌，我称它为肩盆筋穴。从西方激痛点疗法的角度讲，在这个区域有很多的激痛点。肩盆筋穴的前侧主要是斜角肌，我们的臂丛神经从这里穿出，这个地方有问题不光影响颈部和头部，对上肢的影响也非常大。

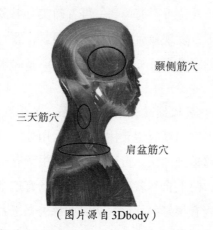

颞侧筋穴

三天筋穴

肩盆筋穴

（图片源自3Dbody）

肩盆筋穴的后侧主要是肩胛提肌，这块肌肉引起的症状也是非常多。大家可以多参照一下激痛点疗法。

还有就是我们的肩井筋穴，这个大家也都比较常用了，我就讲一个大家不太常用的刺法——肩井透肩外俞。肩井在斜方肌的肌腹上，肩外俞是肩胛提肌在肩胛骨的附着点上，我们把手背到后面去，这个时候肩外俞的位置是不是向外移动了，甚至可以移动到肩井穴的下方，这个时候从肩井穴下针就能透到肩外俞。一针便刺激了两块重要的肌肉和两个重要的穴位。

在我们脖子的侧面有三个带"天"字的穴位，分别是天容穴、天牖穴、天窗穴，带"天"字的穴位不简单。"牖"和"窗"的意思差不多，"牖"是格子窗，这里不光有三个"天"，还有两个"窗户"。在这三个穴位的区域，基本上在胸锁乳突肌上三分之一这一块经常会有筋穴，我称之为三天筋穴。

三天筋穴治疗颈部和肩部的问题比较常用。除此之外还有一个病，耳鸣耳聋如果能在这里找到筋穴的话，效果还是不错的，这个要引起重视。耳聋耳鸣这个问题总体而言还是不太好治，虽然有的耳聋扎一针就能让患者听到声音，但是毕竟这种情况比较少。很多耳鸣治起来很麻烦，我看过贺普仁老先生的一个医案，一个耳鸣的病例好像扎了三四十次。

我以前处理耳鸣喜欢用常规的穴位，耳门、听宫、翳风、中渚、风市等；也有很多效果并不好，尤其扎耳前三穴的时候很疼。

后来我发现用头皮针疗法的晕听区效果也不错，但不要只扎一针，要多扎几针加强刺激。后来我看西方的激痛点疗法喜欢用胸锁乳突肌上的激痛点治疗耳鸣，就试了几次，效果也不错。所以我现在治疗耳鸣一般是多针刺晕听区，再加一个三天筋穴，总体效果还过得去。关键是这几个穴位扎起来不是太疼，患者也容易接受。

脖子上的筋穴我就讲完了，我临床上常用的也就是这四个筋穴。

这四大筋穴不光对于肩颈疾病效果好，对五官的疾病效果也是不错的。

就拿小孩的近视来说，现在儿童近视已经成为一个相当普遍的现象，很小的孩子就开始戴眼镜，这太不好了。但我们还是要有解决的手段，所以我在这里也想谈谈小孩近视的治法。

我发现很多小孩的近视是颈椎造成的，不要管是真性近视还是假性近视，我们治疗这个病的时候首先要解决颈椎问题。尤其很多小孩天天盯着手机看的这种情况，大多都有颈椎的问题。对于这种孩子，池府筋穴和天柱筋穴是必须要用的，肩盆筋穴和三天筋穴要根据情况使用。如果辨证辨不准的话，这四个筋穴可以一起用上。

孩子来了之后先看他的体态，如果孩子有高低肩，或者脑袋是歪的，或者脑袋有旋移的，这些都应该先把颈肩部位处理一下再说。总体效果还可以。但是针灸只能发挥这么点作用，如果孩子天天在那里看手机没有人管，那么医术再高也解决不了问题的。

第四十二讲　头部筋穴

这里我们来讲一下头部常用的筋穴。上次讲的池府筋穴也是在头颈结合的地方，顺便提一下，这次就不再讲了。

我们在这里讲一下颞侧筋穴。这个颞侧筋穴就在我们的颞部，这里主要有三块肌肉，颞肌、耳上肌、耳前肌，偏头痛很多都是因为这几块肌肉的问题造成的。大部分偏头痛的人都能在这里找到筋穴，比如条索、结节、压痛点什么的，这个时候只要处理好颞侧筋穴通常就能治愈偏头痛。当然偏头痛和颞肌的关系更大，而耳朵的疾病往往和耳上肌、耳前肌的关系更大。我们可以处理肌腹，也可以处理肌的起止点。

我们回过头来看看这些治疗偏头痛的穴位。丝竹空透率谷是不是刚好穿刺了颞肌？再看太阳穴，是不是也是在颞肌的肌腹啊？再看头维穴，是不是在颞肌的边缘进行处理啊？那我可不可以在上关穴处理？效果也是非常好的，因为那里是颞肌的止点啊。颞三针治疗偏头痛效果是不是也很好？因为它是从上往下，三针都是穿刺了颞肌。

再看看其他的几个常用的局部穴，颔厌、悬颅、悬厘、曲鬓，是不是都在颞肌上？总之我们找到筋穴就行了。

我们头上主要有四块肌肉，枕肌、额肌和两侧的颞肌，这四块肌肉一旦出了问题，头部的张力就改变了，所以很多的头痛和这四块肌肉的关系尤为密切。这四块肌肉里面，两侧的颞肌尤为重要，治疗的靶点也很多。一些五官疾病比如耳鸣耳聋、眼疾，往往也是颞侧筋穴的问题造成的。

我治疗偏头痛一般就是太冲加上丝竹空透率谷，这两针基本上都能处理妥当。我治过偏头痛三十年的，吃止痛药吃得身体都坏了，也是采用这两针治疗几次就好了。对于一些耳鸣我也是用这两针，效果也还可以，但是我感觉耳鸣比偏头痛要难治一些。我在公众号里讲《玉龙歌》的时候讲过这个穴位，大家可以翻出来看看就行了。

头部的筋穴还有几个，比如百会筋穴。但是百会这个地方大家比较熟悉了，我就不多讲了。

这样我们的经筋和筋穴大致就讲完了。在讲筋穴的时候我故意忽略了一点，我们之前已经说过，筋穴一般在肌腹和肌肉的起止点，但是我讲的筋穴是以肌腹为主，对肌肉的起止点并没有进行太多的论述。肌肉的起止点在我理论体系里既是筋穴又是骨穴，我把它们放在后面的骨穴系统讨论。

第四十三讲　筋穴的浅表治法

　　这里我们要讲讲经筋病的治法。经筋我们知道了，筋穴我们也知道了，那么我们在临床上应该怎么处理呢？这就牵扯到一个治法的问题了。我们已经说过，在《经筋》篇，经筋病的治法是比较单一的——治在燔针劫刺，以知为数，以痛为输。

　　这个燔针有很多种说法，目前主流的观点是火针，当然火针的效果是很好的。贺普仁老先生有三通法，火针是温通法。治疗经筋病，火针往往比单纯的毫针效果要好，所以我们用普通毫针的时候往往会加上温针灸，宣蛰人老先生的银质针也是要烧艾条。这里就牵扯到经筋病的病因。

　　经筋病的病因，在《灵枢·经筋》篇论述的相对简单。"经筋之病，寒则反折筋急，热则筋弛纵不收，阴痿不用。阳急则反折，阴急则俯不伸。焠刺者，刺寒急也，热则筋纵不收，无用燔针。"在临床上，我们治疗的筋穴多是以筋急为主，也就是因寒而致，所以用热针法效果比较好，用艾灸效果也好。

　　我们之前说过，《灵枢·经筋》篇并不是太成熟，经筋病的病因散在于《黄帝内经》的各篇，我印象中应该不下于十篇。比如《素问·痹论》篇也说了"风寒湿三气杂至，合而为痹"，"痹在于骨则重，在于脉则血凝而不流，在于筋则屈不伸，在于肉则不仁，在于皮则寒"。《素问·气穴》篇有："积寒留舍，荣卫不居，卷肉缩筋，肋肘不得伸。内为骨痹，外为不仁，命曰不足，大寒留于溪谷也。"总体上我们的筋穴往往是因为风寒湿所造成。

　　除了《灵枢·经筋》篇所提出的火针之外，我们经筋病的治法还有很多，我在经筋的开篇就列举了很多。我们结合临床再讲一下现在常用的一些治法。

　　刮痧治疗经筋病效果很好。我们在讲皮穴的时候已经说过，任何疾病都有从表而解的趋势，我们一定要顺势而为。我前两天治疗一个肩膀痛的病例，手往后背的时候很困难，这个主要是手太阳经筋的问题，和冈下肌群关系尤为密切。我就给他点揉一下冈下肌群，只是稍微揉了几下，但是皮肤很快就红了。这是什么意思啊？他的皮肤相当敏感，或者说有从体表排邪的趋势，所以稍微刺激一下他就有反应。这就好办了呀，给他刮痧就行了，没刮两下痧就出来了。顺势而为，既然想从皮部而解那我就刮痧，刮了痧之后症状立马就缓解了。

我遇到最夸张的情况是一个膝盖内侧疼的患者，我在血海筋穴这里揣穴，在揣穴的时候他竟然出痧了！这种情况相当于明确告诉你，是要从皮部而解啊。这种患者刮痧效果往往都是出奇的好。

所以我在检查筋穴的时候喜欢用手推两下，主要是为了看患者的皮部有没有反应。最好的反应就是推几下他就出痧了，差一点的是推几下他的皮肤很快变红。这两种反应在刮痧的时候都很容易出痧，效果也比较好。有的人皮部就不容易有反应，比如说我自己，我身上很难出痧，所以我自己倒是很少刮痧。对于这种没有反应的人，我一般就不去刮痧了，如果非要给他刮的话倒也不是刮不出来，但是我觉得没有必要。既然我们的人体不想从皮部而解，那我们就没有必要逆势而为。

除了刮痧之外，拔罐也是很好的方法，我经常组合使用。其实拔罐是个非常好用的方法，只是我们现在不太重视。在少数民族医学里，罐法是非常丰富的，比如药罐、水罐等等。刮痧、拔罐对于皮下颗粒状的小结节效果是非常好的。皮下的小结节我们可以把它归为皮穴，也可以归为筋穴，这个都没有关系的。

有时候我们找筋穴的时候发现，这种结节很多而且分布面积比较大，这个时候我们很难一个个去给他扎针扎开。如果你试试刮痧或者在这些小的结节上走罐，就会发现效果很好，往往一次就能看到效果，治疗过之后再去检查，会发现这些小的结节都不见了。

除此之外还有刺血，阿是穴刺血是个非常好用又安全的方法。董氏奇穴用背腧穴主要就是以刺血为主，这样比较安全，而且效果并不差。因为筋穴不是一个点，它的面积往往比较大，如果用针扎的话很难照顾得很全面，但是刺血的话我们可以大面积刺。我在临床上习惯先刮痧，再刺血，再拔罐。

这里有个现象很有意思，大家不妨观察一下。我们在筋穴刮痧的时候会发现出痧的地方有时候并不是在筋穴上。比如A点是筋穴，我们在A点和它的周边刮痧，很多时候出痧比较厉害的地方反而在B点。这说明一个什么问题？虽然筋穴在A点，但是邪从体表而解的时候选择了在B点排邪。这个时候我往往在B点刺血、拔罐，这样做比单纯在A点刺血拔罐效果要好。为什么呢？因为我们在顺势而为。

我很多时候并不喜欢直接在筋穴上刺血、拔罐，而是先刮个痧看身体想从哪里排邪，找到这个通道就在这里刺血、拔罐给放痧。当然如果患者的皮部并不敏感，那我就直接在筋穴刺血、拔罐了。

这一套是非常好用的疗法，效果很好，关键是安全。尤其对一些浅层肌肉的筋穴，效果更好。

在处理一些急性的软组织损伤时，我们不提倡在局部刮痧，这样往往容易加重病情，甚至单纯扎针都要考虑一下，但是刺血、拔罐则不要紧，这一点也要注意。

这些方法都是作用于皮部的，在一开始讲皮部的时候我们讲到了脉穴；很多的经筋病还会有血穴出现，血穴出现的范围比较大，有时候和筋穴的位置重叠，但是大部分都是不重叠的。所以我们找到筋穴之后要留意一下它的周围有没有瘀络，有的话就给他刺络。

作用于皮部的还有一种方法，那就是浅刺法。这个浅刺法就丰富了，比如阻力针法。处理肱二头肌长头肌腱炎的时候，我们就在阿是穴浅刺到皮下浅筋膜，然后快速雀啄，同时让患者活动，很多时候效果还是不错的。有时候一根针的话刺激力度不够，就需要多扎几针，这就变成了阿是穴多针浅刺法。

还有皮内针疗法也是作用于皮部。我们处理肱骨外上髁炎时，可以找到一个最明显的压痛点，然后贴个皮内针，效果也不错。日本人的针灸都是以浅刺法为主，他们皮内针用得比较多。如果筋穴在肌腹上，筋穴的范围比较大，那就得多贴几个皮内针了。

用浅刺法治疗经筋病，现在比较流行的就是浮针了，而且浮针不光是一种针具那么简单，它已经发展成为浮针医学。除此之外还有皮下留置针、筋针、铍针等等作用于皮下浅筋膜的针法，这些针法多是源于我们《内经》的浮刺法。《灵枢·官针》曰："凡刺有九，以应九变……九曰浮刺，浮刺者，傍入而浮之，以治肌急而寒者也。"

总体来讲，这些年我们的浮刺法还是得到了很大的发展。当然浮刺法的兴起一定程度上是因为筋膜学说的兴起。其他的一些浅刺法还有待发掘，比如毛刺、半刺这些针法现在发展并不大。福建有位黄廷翼老先生，他在鍉针的基础上创立了浅针疗法，但是这一疗法影响力不大。

除了这些浮刺法之外，还有我们之前讲的针挑疗法，阿是穴直接用锋勾针挑出一些纤维，然后进行牵拉割断。这种疗法也比较安全，但是相对麻烦一些，我进行了一些改良，用针刀直接扎进去，然后割断皮下的纤维，类似于现在的超微针刀疗法。针刀入皮之后不要扎太深，主要还是在皮下浅筋膜这个区域，使用苍龟探穴手法切断一些纤维，效果也不错。

第四十四讲　筋穴的针刺法

除了作用于体表的浅刺法，我们这里要讲一些常规的刺法，这些刺法往往需要一定的深度。

我一般喜欢用合谷刺，俗称鸡爪刺。找到筋穴之后直接合谷刺，对于消灭筋穴有很好的效果。这就牵扯到一个针具的问题，一般针具要粗一些效果才好。治疗经筋病，我们选用的针具直径最好在0.5mm以上，因为针身比较粗，所以针身带来的刺激也很强，一些粘连用粗针很容易把它分解开。

当然合谷刺之所以效果好，主要还是和针刺角度有关。卢鼎厚老先生做过专业的研究，阿是穴斜刺对于筋伤的效果非常好，就是阿是穴斜刺法。合谷刺就包括直刺和斜刺，我们的老祖宗早就这样用了，但是没有把这个道理说的很详细。卢鼎厚老先生通过大量的研究把这个机制说的很详细。所以治疗经筋病我们在筋穴要斜刺，这个效果是很好的。

一些腰肌劳损的患者在痞根穴这里容易出现筋穴，我们用3～5寸的针向脊柱斜刺，这个效果是非常好的。还有对于一些腰三横突综合征的患者，我们也是从外侧向脊柱斜刺，这样效果很好，也比较安全。

我平时治腰痛，在腰部取穴的时候很少直刺，但是这样的话就显得针扎的比较乱，不那么好看了。其实好不好看并不重要，重要的是疗效。

斜刺法里还有一个钱德金老师的竖横针刺法。他也是斜刺法，但是他根据针身和肌纤维的角度分为竖刺和斜刺两种。顺着肌肉纤维走向的进针法叫竖刺法，主要用来调节和恢复肌肉的收缩功能。截断肌肉纤维走向的进针法叫横刺法，主要用来调整恢复肌肉放松的功能。

传统的经筋刺法还有很多，比如关刺、恢刺、短刺、输刺、经刺等。关刺和恢刺主要是作用于肌肉的起止点，现在我们已经发展出了肌肉起止点疗法。

短刺和输刺要求深度要达到骨面，银质针疗法就是这样的；宫氏脑针疗法的一些部位也要求入骨，小针刀做一些切割的时候也要到达骨面，回头我们还要再讲到"骨穴"这个概念，到时候还要进一步讲。

以上讲的都是刺法，下面我们讲针具的问题。治疗经筋病，用刃针的效果也是非常好的，就是这些带刃的针具，包括小针刀。刃针有切割的作用，对于一些粘连的组织有很好的分解作用。

当然针刀医学这些年也在发展，很多时候我们用针刀也不需要扎太深，因为筋膜理论这些年比较盛行，针刀领域也出现了很多作用于浅筋膜的刺法。我用这种刺浅筋膜的方法比较多，针刀扎到肌外膜松解一下效果也不错。扎好之后把针刀提到皮下，让患者活动，如果症状明显改善就直接出针，如果效果不明显再去深刺，这样患者痛苦比较小。

小针刀大家都比较熟悉了，我们不再多讲。

还有就是宣蛰人老先生的银质针疗法，这个用起来不是太方便，患者也比较痛苦，我初学的时候用过，后来就很少用了。这个对施术者的要求也比较高，实际上遇到这种情况，我们在筋穴上用热敏灸效果也不错，至少我逐渐是以艾灸为主了。

还有就是拨针，陈超然老师的拨针疗法很多时候也很好用。有一次我去一个老大哥那里拜访，我见他治疗了一个患"富贵包"的患者。这个患者的富贵包非常严重，之前治疗很长时间效果都不好，这个老大哥就是用拨针治疗了一次，当场效果就非常明显。我是在他那里知道这个拨针疗法的。后来我就想一个问题，富贵包下面主要就是结缔组织，和我们的脂肪差不多啊，既然能把富贵包消掉，那就应该可以用来减肥。

有了这个想法之后我就做了一些实验，减肥效果还是可以的。除了我自己没有效果，对其他的患者基本都有点效果。我自己的减肥一直都是失败的，这个很尴尬。

除此之外还有薛立功老先生的长圆针疗法，这个在《中国经筋学》里已经讲得比较清楚，大家自己去看吧。

总之筋穴的针具和刺法有很多，我们还是要多掌握一些治法，这样在临床上才能游刃有余。

除了针刺之外呢，我们还有一个非常重要的治法就是导引、按跷了。我们的拉伸包括一些康复训练都可以归为导引的范畴，按摩推拿这些手法都可以归为按跷。手法这一块我常用的有两个：一个是宣蛰人老先生的强刺激推拿法，这个我一般在处理肌肉起止点的时候使用；还有一个就是拨筋法，这个一般是在处理肌腹的时候使用。

第四十五讲　经筋理论扩展

至此我们的经筋系统已经粗略讲完了。经筋是经络的主要载体，某种意义上说经筋比经络还要重要。从中医的一些学派上看，人们是先掌握了经筋的关系，进而推导出了经络，这样推导出的经络和内观学派的经络是不一样的。

我们平时扎针的时候更多是在扎筋穴，比如背腧穴的取法，"皆夹脊相去三寸所。则欲得而验之，按其处，应在中而痛解"，这种取穴法实际上是取的筋穴。我们之前已经讲了皮穴，这部分内容讲了筋穴，我们在扎针的时候层次就慢慢丰富了。很多人会有疑问，扎针的角度应该怎么控制，深度应该怎么控制。要找到这个问题的答案，首先要知道我们治疗的作用部位是哪里，是皮穴还是筋穴。

正是因为我们临床上大多数时候是在扎筋穴，所以我们在经筋这一篇多费了些工夫。除此之外我还要再强调几点。我们的经筋系统实际上是链条结构，这也是我们循经筋取穴的理论依据。我们整个的广义经络都是链条结构，这在我们古代的经典中已经浓彩重笔写过了。但是如果我们只有一个链条结构是不是就完美了呢？在我看来这种结构并不完美，还是略显单薄。

实际上我们现在的经筋医学已经有了更大的进步，除了链条理论，我们还有其他的经筋力学的理论。这些力学理论更多的是针刀医学所贡献，我们要重视，在这里我再简单讲一下。

一个是张天民老师提出的弓弦理论。

弓弦理论的大致意思是把骨骼比作弓身，把附着在骨骼上的肌肉比作弦。根据力学原理论我们可以知道，一把弓有三个地方的张力是最大的，分别是弓和弦的交接点以及弦的中心点。

这里拿脊柱做个说明。我们可以把脊柱上的四个生理弯曲看成四张弓，弓前后方的肌肉软组织看成弦。比如我们的颈椎从第1颈椎到第7颈椎是个前突的生理结构，我们可以把它比作一张弓，而我们的后纵韧带就是弦。

如果我们颈椎的生理曲度变直，是不是就会导致颈椎后纵韧带的拉力变大，进而出现后纵韧带的损伤。要解决这个问题我们可以选择三个点：一个是颈1椎的位置，一个是颈7椎的位置，这两个点都是弓和弦结合的点。我们还可以在弦的中点来选点，因为这个地方的应力往往最大，一般我们会在颈3椎的位置来做治疗。

如果我们的后背疼痛呢？胸椎是个后凸的生理结构，我们依旧可以根据弓弦理论来选择三个治疗点，比如胸1椎和胸12椎是弓弦结合的地方，这个地方的应力比较大，我们可以在这两个地方治疗。胸6椎是弦的中央，这里的应力往往也比较大，也是一个治疗点。

我们的腰椎是一个前突的生理结构，这张弓也有三个治疗点，腰1椎和腰5椎是弓弦结合的地方，这是两个很好的治疗点。腰3椎是弦张力最大的地方，这里也是一个治疗点。

再一个是拉杆理论。

拉杆理论也比较容易理解。比如一根电线杆由四根钢丝绳固定在地面上，电线杆和这四根钢丝绳就组成了一个很稳定的多三角形结构。如果我们在某一根钢丝绳上踩一脚会出现什么现象呢？这根钢丝绳的拉力就会变大。如果这根电线杆只有这一根钢丝绳的话，那么它就有可能倾倒。但是这个电线杆还有其他三根钢丝绳帮助固定，这个时候为了维持电线杆的稳定，其他钢丝绳的拉力也会变大。

如果我们把脊柱比作电线杆的话，那么脊柱四周的肌肉就是那四根钢丝绳，某一侧的肌肉出现挛缩，其他三侧的肌肉为了维持脊柱的力学状态，往往也会挛缩来和它较劲。

比如我们常见的脊柱侧弯，如果脊柱左侧的腰方肌挛缩，势必将我们的脊柱拉向左侧倾斜。这个时候为了维持脊柱的稳定，右侧的腰方肌也会增加拉力来对抗左侧腰方肌的拉力，这样一来这两块肌肉就较上劲了，你拉我也拉，你强我更强。这个时候我们可以去松解右侧的腰方肌，右侧的腰方肌不那么较劲了，左侧的腰方肌也会随之出现相应的改善。

再一个，如果我们的腰大肌出现了挛缩，一般会拉着我们的脊柱前凸，这个时候为了维持脊柱正常的生理曲度，我们的竖脊肌往往会增加拉力来和腰大肌较劲，这个时候我们可以先松解竖脊肌，竖脊肌不较劲了，腰大肌往往也会随之改变。这就是我们常说的从阴治阳和从阳治阴。我们的人体是一个整体，需要特定的力学结构来维持正常状态，所以一旦某个点出问题，那其他的点往往也会跟着较劲。除了处理原发点之外，我们也要注意对继发点的处理。

还有就是杠杆理论。

因为肌肉附着点不同，往往会产生力矩的不同。比如我们的髋关节在做外展的时候主要是靠臀中肌和臀小肌，内收的时候主要靠内收肌群。臀中肌和臀小肌都是附着在股骨大转子上，这个力矩是非常小的。但是内收肌群因为附着的范围比较大，所以力矩非常大。力矩越是小，肌肉越需要更有力量。所以我们的臀中肌和臀小肌都是扇贝形的肌肉，扇贝形的肌肉往往都很有力量，但是因为力矩较小，往往也容易受伤。

胡超伟老师在其《超微针刀疗法》中对这些理论有过详细的论述，我这里借鉴了他的观点，但是有些观点和他不同，大家可以互参。

通过对以上理论的了解，我们对于软组织病的治法就更加丰富了。比如我们诊断某位患者的腰痛主要是因为腰大肌的问题，那我们可以直接处理腰大肌。但是腰大肌的部位比较深，操作的时候往往安全性要差一些，而且操作难度也大，这个时候我们可以根据经筋这样一个链条理论在足三阴经筋上寻找筋穴来处理，比如我们之前讲过的地机筋穴。

我们也可以根据弓弦理论，在腰大肌的起止点处也就是胸12椎和腰1椎的位置来处理。这个位置是不是也需要扎很深呢？很多时候也不需要的。根据杠杆理论，如果我们把腰椎的椎体看作一个杠杆的话，其力可以传导到表浅的位置，这样我们在胸12椎和腰1椎棘突旁的浅表位置就能处理好。

我们还可以应用拉杆理论来处理腰大肌的拮抗肌，比如我们在竖脊肌或者在臀大肌上进行处理。

这样一来，我们经筋系统的力学理论就更加完备了。

经脉系统与脉穴

第四十六讲　经脉系统

以下要进入一个新的篇章了，我们要聊聊血液循环系统。血液循环系统也是广义经络的一部分，这个观点大家应该不会有太多异议。如果我们看《内经》的话可以发现，血液循环系统和经络系统是笔糊涂账，在很多地方它们俩并没有严格的分界。

我们看看《灵枢·脉度》篇，"经脉为里，支而横者为络，络之别者为孙，盛而血者疾诛之，盛者泻之，虚者饮药以补之"，我们一般认为经脉是指经络系统，但是络尤其是孙络我们都认为这是血管，这里没有严格的区分吧。

我们再看看《灵枢·经脉》篇，"黄帝曰：人始生，先成精，精成而脑髓生，骨为干，脉为营，筋为刚，肉为墙，皮肤坚而毛发长，谷入于胃，脉道以通，血气乃行"。这个"脉道以通，血气乃行"是什么意思？气和血都是在这个脉里面运行的，你能给他划分开吗？

与这句话比较相近的还有《灵枢·本输》篇的"经脉者，所以行气血而营阴阳"这一句，还有《灵枢·九针十二原》"黄帝问于岐伯曰：余子万民，养百姓而收其租税；余哀其不给而属有疾病。余欲勿使被毒药，无用砭石，欲以微针通其经脉，调其血气，荣其逆顺出入之会"。通其经脉调的是气和血。还有《灵枢·官能》里的"经脉者，所以行气血而营阴阳，濡筋骨，利关节者也"。比较一下，这些意思都差不多啊。

还有《灵枢·经脉》篇，"经脉十二者，伏行分肉之间，深而不见；其常见者，足太阴过于外踝之上，无所隐故也。诸脉之浮而常见者，皆络脉也"。

经脉看不到，能看到的都是络脉，即我们的血管。那么这个"经脉"是所谓的"经络"呢？还是深层的血管呢？

我们再翻开《灵枢·经水》篇"经脉者，受血而营之"，这个"经脉"里面是血还是气？

例子我们不需要再举了，但凡翻开《内经》就会发现气和血、血管和经络就是一笔糊涂账。很多人都在努力解释这个问题。比如李今庸老先生曾经写过一篇论文《略论〈黄帝内经〉中血气流行及放血治病》，在他的《古医书研究》一书中也有一篇叫《论〈黄帝内经〉的营卫理论》。大家可以看看。

以前我对这个问题总是感到困惑，因为总是整不明白啊。后来我渐渐明白过来了，黄龙翔教授提到一个观点，脉口可能是最早的经络依据，一开始脉口只是作为一个诊断的地方，后来逐渐演变成穴位。

在《灵枢·动输》里面有这样一句话，"黄帝曰：经脉十二，而手太阴、足少阴、阳明独动不休，何也？岐伯曰：是明胃脉也。胃为五脏六腑之海，其清气上注于肺，肺气从太阴而行之，其行也，以息往来，故人一呼，脉再动，一吸脉亦再动，呼吸不已，故动而不止"。这里动的是什么？基本就可以确定是脉口。

如果要把这个问题搞明白，不如按照我的思路，把血液循环系统和经络系统分开来看。我们说经络的发现大致有两个学派：一个是经验学派，一个是内观学派。经验学派不懂内观的这些人，这些人是怎么发现经络的呢？肯定是根据有形的东西来发现的。比如我们的经筋系统是有形的，神经系统是有形的，血液循环系统是有形的。然后他们在有形的理论模型上推导出了"气"的概念和"经络"的概念。

我这个观点是不是有依据呢？我这两年研究少数民族医学就发现了一个有意思的现象。少数民族医学里也是有经络的，但是大多数的经络模型往往比较简单，基本上就是指两样东西，一个是神经，一个是血管。比如壮医的龙路和火路，以及藏医的黑脉和白脉等。少数民族医学里还保留着大量经验医学的东西，不像我们的中医，理论已经高度完善。但是这也有缺点，因为过于完善可能会有尾大不掉的尴尬，即使有的地方不合理，我们也很难去改正。

所以在气和血这个问题上，我的意思是把经验学派和内观学派分开。在经验学派里，因为"气"和"经络"是从经验推导出来的，所以造成了气血理论的糊涂账。所以我们也可以把气和血分开。气穴我把它归为狭义的经络系统。

那么这里我要引出一个概念——经脉系统。这个经脉系统指的是血液循环系统，确切地说是血液、血管，这里我们要把心脏排除在外。这样做是否正确可能值得商榷。在《素问·平人气象论》有句话，"胃之大络，名曰虚里"。我们一般认为虚里位于左乳下、心尖搏动之处，是宗气的表现，宗气以胃气为本，所以叫胃之大络。这个虚里我们可以认为是心脏的外在表现，所以把心脏排除在外不一定正确。但是在我这里给它进行模糊化处理，索性就把心脏排除在外了。再一个，淋巴系统是静脉系统的辅助装置，所以经脉系统也包括淋巴系统。而经脉系统上的一些穴位我给了一个定义——脉穴。

定义明确之后我们再回头看看《内经》，在《内经》里，经脉系统治法绝对是浓墨重彩。我们先看大的治疗原则，《九针十二原》有一句"凡用针者，虚则实之，满则泄之，宛陈则除之，邪胜则虚之"，这个"宛陈则除之"就是大的治疗原则了。这个"宛陈则除之"是什么意思呢？在《小针解》就给解释了，"宛陈则除之者，去血脉也"。同样在《针解》篇也解释了，"宛陈则除之者，出恶血也"。这句话意思很明确，就是刺络放血。

那么刺法上呢？我们看看《官针》篇，"络刺者，刺小络之血脉也"；"赞刺者，直入直出，数发针而浅之，出血是谓治痈肿也"；"豹文刺者，左右前后针之，中脉为故，以取经络之血者，此心之应也"。

我们知道，刺络放血疗法的针具和医疗经验还是非常丰富的。从经验医学的角度来说，更早的时候人们没有发现经络，也没有比较好使的工具，所以治疗的靶点多是在体表的浅静脉，因为比较浅，所以比较好操作，再者也不需要太好的工具。所以我们可以认为在人类的早期，针灸医学的主要治疗手段就是刺络放血。这个在我们讲到经皮系统的脉穴的时候已经讲过。

我们一开始讲皮部的时候已经提出了一个"脉穴"的概念。"脉穴"单纯指体表的瘀络，这些瘀络绝大多数是静脉。除此之外的诸如动脉搏动处等，我们都称之为"动脉穴"。这样定义有没有这个必要呢？其实也没有必要，概念只是为了说明问题，等我这次的课程全部讲完以后，我会让大家忘掉所有的概念。

所以我们接下来要讲两种刺法，一个是刺络放血疗法，这个是针对"脉穴"的，也算是我们给"脉穴"再补一节课了；还有一个是刺动脉法，这个是针对"动脉穴"的。

第四十七讲　刺络放血的历史沉浮

　　刺络放血疗法是值得大书特书的了。有人做过统计,《黄帝内经》中关于针刺的治疗,半数以上都是指的针刺放血。如果我们认为《内经》是不同时期文献整合的话,那么放血的这部分应该时间更早一些,一般放血的作用部位比较表浅,至于一些深刺的方法,应该是后期医疗经验很丰富了,并且工具也发展了,才能做到的。

　　如果我们关心医学史的话可以发现一个很有意思的现象,不同的时期我们医学的侧重点是不一样的。比如艾灸,《内经》提到了艾灸,但是并没有多少具体的理论和方法,所以我们一般说《灵枢》是针经,基本上都在讲针刺。但是在更早的时候可能是灸法的比重大于针法的,《足臂十一脉灸经》和《阴阳十一脉灸经》应该是以灸法为重点的。

　　日本学者山田庆儿在他的《中国古代医学的形成》这本书里也认为,针法是在灸法的技术水平和理论基础之上才慢慢形成体系的。

　　到了《内经》的成书年代,灸法则没有针法的比重大了。但是到了晋隋唐宋时期又不一样了,灸疗的比重又大于针刺了。晋代葛洪的《肘后备急方》里一共有109条针灸医方,但是灸方竟然占了94条。这是什么概念啊。

　　孙思邈也是大力提倡艾灸。唐朝的时候还有位王焘,他写了《外台秘要》,不讲针法,只讲灸法。到了宋朝,我们都知道,王执中有部《针灸资生经》,如果我们翻一下这本书的话可以发现,得有百分之九十以上都在讲灸法。宋代还有位狂人窦材,你看看他的《扁鹊心书》里面,基本也是百分之九十以上都是讲艾灸,而且他主要是用两个穴位为主,一个是食窦穴,一个是关元穴。

　　到了明代之后,针法和灸法的地位又开始转换了,开始重针轻灸了。所以我们平时闲着没事,研究一下医学史也还是很好玩的。

　　刺血疗法也是一样,不同时期它的地位也不一样的。《内经》时期是刺血疗法的一大高峰。那个时候刺络放血很普遍,以至于出现了大量的医疗事故。

　　翻开《素问·刺禁论》:"刺跗上中大脉血出不止死""刺舌下中脉太过,血出不止为喑""刺面中溜脉,不幸为盲""刺足下布络中脉,血不出为肿""刺郄中大脉,令人仆脱色""刺气街中脉,血不出,为肿鼠仆""刺阴股中大脉，血出不止，死""刺客主人内陷中脉，为内漏为聋""刺臂太阴脉，出血多，立死。刺足少阴脉，重虚出血，为舌难以言""刺眶上陷骨中脉，为漏为盲"。

很恐怖吧？这都是医疗事故啊，《刺禁论》里将近一半都是刺血造成的医疗事故啊。可见在《内经》时期刺血疗法的应用是何等的普遍。

再后来呢，刺血疗法也在发展，但只能说是比较平缓吧。到了金元时期，刺血疗法又到了一个高峰。我们说金元时期是整个中医发展的另一座高峰，出现了金元四大家。这金元四大家为什么那么厉害呢？一个是对中医的理论都有所建树，还有一个是他们基本都是针药并用，用现在的话说就是技术比较全面，这是很难得的。

我们现在的大问题就是针药在分家，扎针的就只会扎针，开方子的就只会开方了，这是很遗憾的，没有针药的互参，很难把中医的理论搞通透。

这里举个例子，张从正大家都比较熟悉了，攻邪派的医家，写了《儒门事亲》这本书，他就提出一个观点，"刺血与发汗，名虽异而实同"，他把刺血作为发汗的一个主要手段。这个认识可是非常深刻的，血汗同源，出血也是出汗的一端啊。如果张从正不擅长刺血，他应该不会悟到这些东西。

因为这些大家都是针药并用的，所以他们通过针药的互参，那对中医的认识就比一般人深刻得多。

张从正这个人的刺血很有特点，后世概括为"四多"：一个是适应证比较多，一个是用针多，还有一个是用的穴位也多，最后一个就是出血量很多。张从正厉害不是没有原因的，因为他的师父刘完素就很牛啊。寒凉派的嘛，动不动就想给你清热。我们现在都知道了，刺血的清热效果一般是好于汤药的，所以刘完素创立了一个"八关大刺"法治疗实证、热证。

李东垣是补土派的大家，补土派听上去好像善用补法，但是李东垣其实也是个刺血的高手，治疗一个人的上热下寒证，在人额头上刺了二十多处。治疗痿证他也擅长在足三里、气街刺血。我们现在认为刺血是泻法，那李东垣一个补土派的医士怎么擅长用泻法了呢？什么才是补，什么才是泻啊？如果你不把针药结合起来，那我们对补泻的真正意义可能很难参透。

到了明清时期，刺血疗法的发展很有意思，出现了一个方向，那就是以治疗瘟疫为主。这一块被我们忽略了，这次新冠疫情我们好像没有看到关于刺血的报道，因为这个操作起来确实不方便。但是从明清的医案来看，刺血疗法治疗瘟疫还是很普遍的。我们之前提过《痧胀玉衡》，这本书里就有很多记载。王清任的《医林改错》我更熟悉一些，因为我早期就是用王清任的方子为主。

《医林改错》里有一篇叫《瘟毒吐泻转筋说》，在这一篇里王清任说了件事情。道光年间有一种瘟疫，症状主要是吐泻转筋，现在看来应该是上吐下泻，然后脱水了，电解质紊乱，开始转筋了。死人无数，穷人又买不起棺材，怎么办呢？朝廷给发棺材，发了多少棺材不知道，反正个把月就花了十数万金吧。

但是这个病在初期的时候，使用在尺泽放血的方法效果还是很好的，出的都是紫黑血，王清任也是根据这一点认为这个是瘟毒，而且有瘀血，单纯清热解毒是不够的，必须得活血，所以创了个方子叫解毒活血汤。

在这一篇里王清任自己也说了，他是擅长针灸的。这个应该没有假，一个搞血症的人不会放血的话是不太可能的。可惜的是《医林改错》里并没有几处刺血的记载。所以后来我就做了一个工作，把几个常用的活血汤的刺血疗法给完善了一下。比如，一个患者你给他开了血府逐瘀汤，同时配合在膻中穴和膈俞刺血的话，会发现效果好很多。大家可以去试试。

所以我们提倡一定要针药互参，这样针法和方药之间能互相吸取灵感。

我给大家举个例子。有一次和朋友讨论一个问题，《伤寒论》的六经是不是脏腑的六经？我的观点是，无论如何伤寒都应该有自己的六经。为什么呢？因为我们脏腑的六经模型本身就存在不确定性，六经是建立在十二经的基础上，但是十二经的模型只是《内经》里的一个模型，更早时候还有十一经的模型呢。

如果我们把伤寒的六经锚定在一个存在不确定性的脏腑的六经上，这是有点可怕的。就像美元早期锚定在黄金上，后来布雷顿森林体系崩溃之后美元波动就大了，就不稳定了。所以我的观点是伤寒的六经应该有自己的内涵。因为我是搞针灸的，我个人对脏腑的六经模型是存在疑问的。

比如太阳病，我们一般给它分为太阳经病和太阳腑病，太阳腑病就是膀胱的病。那么好了，这里要提出一个问题，膀胱是不是和太阳经相连的？我们知道，在更早期的时候，很多经脉是没有联系脏腑的，随着中医学的发展逐渐出现了经脉和脏腑的连属关系。

翻开《针灸大成》看看膀胱经上穴位的主治可以发现，极少有关于膀胱或者说泌尿系统的记载。这个很奇怪啊，膀胱经上的穴位很少用来治疗膀胱的疾病，反倒是三阴经的穴位很多可以治疗膀胱的疾病。

为什么要提出这个问题呢？万一足太阳经连属的不是膀胱呢，如果真的是这样的话，太阳腑病是不是不存在了？那么太阳蓄水证和太阳蓄血证是不是要重新解释？

我为什么崇拜黄龙翔教授呢？因为他在搞经脉理论的还原与重构啊，这绝对是一项伟大的事业。说不准我们以后能搞出一个不一样的经络模型呢？如果把伤寒的六经锚定在脏腑的六经上是不是值得商榷？

第四十八讲　刺血与头面部脉穴

不小心又扯远了，我们还是要回归正题，继续讲我们的刺血疗法。

有关刺血疗法的著作非常多，这种疗法操作起来也相对容易，但是操作容易并不意味着它没有思想的内涵。我还是想把刺血当作重点来讲解一下，主要是为了矫枉过正，因为我们现在一提到针灸就想到针刺，刺血反而变成了一个辅助的手段。但是我们刚才讲了，《内经》的针刺有一半都是刺血。《刺腰痛》篇大部分都是刺血啊，所以我之所以大费口舌，只是希望引起大家的重视。

既然要讲刺血，那么我们就不能忽略民族医学。尤其藏医和蒙医，他们的刺血疗法也是非常发达的。藏医在更早的时候受到了古印度和阿拉伯医学的影响，后期还受到了汉医的影响。后来蒙医除了有自己的特色外还受到了藏医和汉医的影响。很多时候我们要和民族医学互参，如果可以的话还要与古代的其他地区的医学互参。比如古印度的阿育吠陀医学以及古代阿拉伯医学等，在古代的时候，它们可能和我们中医一样辉煌。

有一次和王炳华老先生聊天，王老是西域考古的权威。他对我说，在公元前6世纪，中亚地区的外科手术就已经很普遍了。从出土的东西来看，做过开颅手术的头骨很多，大部分都是打孔，孔径几毫米到几厘米不等。关键是什么呢？很多颅骨有相当程度的愈合，这说明手术后患者还是存活了很久的。这很了不得啊。还有截肢手术也很普遍，开胸腔的手术也很多。

这是怎么做到的呢？这样的手术离不开麻醉剂。公元前6世纪是我们国家诸子百家的时期,那个时候中医还不太成体系,华佗的麻沸散也是几百年之后的事情了。王老说从文献来看,他们当年的麻醉方法主要是用麻黄和大麻,把这些药物放在密闭的空间里燃烧,然后将人放进去熏,产生兴奋和致幻作用,降低手术时的痛苦。说不准麻沸散也是这样做的。

再一个,手术过程中是怎么止血的呢?这个就完全不知道了。

当然我并不是说从这件事就能确定他们古代的医学比我们先进,我们山东大汶口曾经出土过距今五千多年的带有圆孔的颅骨,据专家考证也是做过外科手术,而且患者术后存活的时间也比较长。

我们来做个对比分析的话可以知道,在几千年前的欧亚大陆上有过很成熟的外科手术,但是这些技术突然在某个时间段又都失传了。这个现象很有意思,我曾经研究过这个问题,但是研究的结果有点大跌眼镜。

我的意思是,我们要尽量和其他民族、地区的医学互参,这确实能给我们带来灵感。比如印度医学的一部重要典籍——《妙闻集》里记载了一种用水蛭吸除脓血的方法,记载非常详细。我们中医古代一般是用角法吸除脓血,一直到了唐代的医学著作中,才出现用水蛭吸除脓血的记载,欧洲使用这个方法则是到了19世纪才开始的。这些东西都很有意思,为什么大家虽然相隔千百年,但是都会把目光对准蚂蟥?这种疗法又是怎么消失不见的?

而且《妙闻集》里还记载了相当具体的放血疗法,在我看来这是比我们中医的刺血疗法要具体的。上面记载了应该朝哪个方向坐,怎么样使用绷带,哪些人不适宜放血疗法,如何通过血液的质地来分析所受的邪气,常见的一些操作失误以及补救的方法等。还有一些具体的疾病应该在哪里放血,比如癫狂病在颞浅静脉这里放血,这个和我们的中医是很相似的。

所以我们要把眼界放大,要能发现别人的好东西,然后拿过来为我所用。

接下来我们要讲一些重要的脉穴。脉穴大致分为两种,一种是体表显而易见的瘀络,这种是最常见的脉穴;还有一些人并没有明显的瘀络,那么我们要选择一些特殊部位的静脉来刺血。当然这两种脉穴都是静脉。《刺禁论》里的医疗事故,一类是因为放血过多,还有一类是刺了动脉而出血不止。所以放血的话,我们都是选择静脉来进行操作。

在讲脉穴的时候我们要参考藏医和蒙医,因为蒙医受《四部医典》的影响也比较大,在刺血疗法上和藏医的刺血高度相似,所以我们还是以藏医为主要参考。藏蒙医的刺血有个很有意思的地方，有时候它要求正血和病血要分离；一个呢要等待疾病的进展，在某个阶段刚好正血和病血分离了，这个时候刺血就是刺出的病血，而不伤正血。如果正血和病血没有分离的话就要吃一些药了，比如三果汤，这样就可以让正血和病血分开。

这个通过吃药让正血和病血来分开的方法，在我们中医里好像没有，这个我还没有研究出结果，就先不讨论了。

我们先从头面部的静脉穴开始。

一个呢是太阳脉穴，这里主要是颞浅静脉的额支，如果这个血管出现了曲张、青紫、高凸的话，这个静脉穴就显现了，是最好的治疗时机。如果只是看到正常静脉血管，那就不是最好的治疗时机，当然有时候我们也是要在这里刺血。如果我们连静脉血管都看不到的话，我觉得刺血的必要性就很低了。以下的静脉穴都是同理。

这个地方在藏医的刺血脉里叫眼脉，顾名思义主要是治疗眼部的疾病了。有一次一个快递小哥给我送快递，这个小哥经常给我送快递，也算熟悉，平时说话都很客气。他在门口喊一声"快递到了"，我在里面就应一声让送到我诊室，然后他就送到我诊室。这一次不对劲了，我让他送进来他不耐烦了，我一看，他一个眼睛又红又肿的。我当时心里就有点想法，为什么呀？《玉龙歌》有句话："两睛红肿痛难熬，怕日羞明心自焦，只刺睛明鱼尾穴，太阳出血自然消。"

他倒是不怎么疼，但是干痒特别厉害，这是上火了啊，他烦躁是不是"心自焦"啊？我当时就觉得老祖宗真的是"诚不欺我"，症状描述的太经典了。我说：给你弄一下，保证你五分钟就会舒服。于是我就在他太阳穴这里的瘀络处给他刺血。如果没有瘀络的话，我们直接在太阳穴的皮部刺血也是可以的。我本来想耳尖也给他刺血的，但是他送快递赶时间，太阳穴刚刺好就跑了。估计他连大门都没有出，突然又跑回来了，说：你还真有点本事，我的眼睛舒服多了。

反正对于眼部的疾病，在太阳穴刺血是一个大法。这在中医临床应用的范围更广，三叉神经痛、面神经麻痹，还有偏头痛、精神分裂、黄褐斑等等，都可以应用，总之太阳穴是头面部的一个大穴。

百会穴。这个穴位大家都比较熟悉了，藏蒙医里不太用这个脉穴，但是我们用的非常普遍。有一次我治疗一位头晕的患者，本来准备给他扎百会的，但是我在摸这个穴位的时候感觉很奇怪，那个孔非常大而且很深，正常人的百会穴不会这样。我就担心他是不是头骨没有发育好啊？万一那个地方真是一个孔，我一针下去扎进颅内，就会出现严重的问题。所以就不敢扎了，给他刺血，刺了三五针吧，应该只有一针是刺在静脉穴上了，那个血哗哗地流。其他的几个针眼就是冒了两三滴血就停止了，只有这么一个针眼在流血，我看出血的颜色也比较正常了，就准备止血了。谁知患者说：先让它流吧。随着血往外流，他觉得越来越舒服，我是担心出血过多，但是他这么一说，我想还是让它再流一会吧。过了一会再流血，他也没有感觉了，就给他止血了。

百会穴的主治大家都比较熟悉，在我的理论体系里百会属于气穴，但是我们之前说过，每个穴位都是具有多重属性的。百会穴还是一个静脉穴，有的患者在你摸他的百会的时候他自己没有感觉，也不怎么酸，也不怎么疼，这个时候我们扎针用扎气穴的手法。如果它的脉穴属性出来了，就要用刺络放血疗法了。

治疗脑部疾病我一般两个穴位必不可少，一个是风府，一个是百会。无论是失眠、焦虑、抑郁，还是中风、头痛，我都要用到这两个穴位。如果百会这一块按压疼痛，我觉得刺血比扎针效果还要好。有时候你扎过针，下次再按这个地方的话还是会有压痛感，但如果是刺血的话，那么压痛感消失就相对较快。

百会也是治疗痔疮的一个要穴。痔疮患者来了我就在百会揣穴，刺血效果是很好的。还有一些脱肛的患者，百会一边在流血，直肠就一边往里面收了。

我有个印象比较深的病例，一位患者患痔疮还有脱肛。一般情况下，在百会刺血我会让患者仰卧在床上，而这个患者，我有点疏忽了，是让他坐在椅子上刺的，结果那个血就喷出来了，把他衣服弄脏了。人家那件衣服很贵，我当时就傻眼了，让我赔钱怎么办啊。不过那个病例的效果是非常好的，患者很高兴，说了句话："好久没有那么舒服了，这件衣服也就几万块钱，我大不了把它扔了，但是也值了。"

还有精神类的疾病，尤其癫狂这一类，确切地说是狂，我们一定要在百会找脉穴。有的很明显能看到瘀络，总之只要有脉穴就必须刺血，很多精神类的疾病主要是因为瘀血。比如桃核承气汤，"热结膀胱，其人如狂，血自下，下者愈"，这个如狂是因为热和瘀血。还有抵当汤，"太阳病六七日，表证仍在，脉微而沉，反不结胸，其人发狂者，以热在下焦，少腹当硬满，小便自利者，下血乃愈，所以然者，以太阳随经，瘀热在里故也"。这个发狂也是因为热和瘀血。

还有一条，"阳明病，其人善忘者，必有蓄血。所以然者，本有久瘀血，故令善忘"，善忘也可以归为精神类疾病。所以张景岳有句话："凡心有瘀血，亦令健忘。"至于瘀血是在心还是在脑，这个我们不在意，历来就有心主神明和脑主神明两个说法。

王清任的血府逐瘀汤主治范围很广，其中一大部分主治都是精神类疾病。王清任还有一个癫狂梦醒汤，这个方子也很好用。不过这个方子虽然是以桃仁为君药，但是整体来看并不是以活血为主。要用好这个方子的话，有时候要增加活血的比重，我就采取配合百会的刺血。大家可以试试，针药并用的效果还是可以的。用王清任的方子我一般都会配合刺血。王清任的学术主要是以瘀血立论，刺血的话对于活血化瘀的效果是非常好的。用李东垣的方子我一般都配合艾灸，因为李东垣是以补土为主，补土的话嘛，艾灸可不比中药差啊。

所以精神类的疾病我们要在头部刺血，既可以泻热，又可以化瘀。当然不一定局限在百会，只要我们能找到脉穴，我们就认为人体有从血管排邪的趋向。

在头维穴到悬厘穴这里也有个脉穴，这里是颞浅静脉，藏蒙医称之为枕辫脉。藏蒙医认为刺激这里可以治疗一些下肢的痿症，这个我倒是还没有尝试过。我主要用这个脉穴来治疗偏头痛。很多的女性在这里都有一个青筋，这些人大多都有肝郁的情况。很多时候你不需要摸脉，看到这个青筋就可以根据肝郁这个病机推理出相应的一些症状。

印堂脉和上星脉，藏蒙医又称之为前额脉。

头部穴位的主治都高度相似，在印堂和上星这个位置，有的人也会出现脉穴。这个脉穴除了治疗头部的疾病之外还可以治疗鼻部的疾病，比如鼻出血、鼻炎等。

金枪脉和银枪脉，这个是藏蒙医的脉穴。我们中医不太常用，差不多在阳白穴的位置，右边的叫金枪脉，左边的叫银枪脉，解剖位置上大概是眶上静脉。这个地方除了可以解决头部问题外还可以治疗眼病，我用的倒不是太多，刺血后怕影响人的面容，尤其女性都很爱美。我曾用它治疗过一例倒睫，效果还是不错的。不过也就治过这一例。

风府脉和哑门脉。这两个都是大穴，很多人尤其是胖人，在这一块经常有色素沉着，或者有个褶子，或者一个肉包。这些人往往还喜欢剃个光头，一眼看过去就很明显。这些人往往存在基底动脉供血不足的问题，给予刺血效果比较好。

我治过一例，这患者呢脾气暴躁，五大三粗的，风府、哑门这里鼓个大包，和人说话的时候还喜欢不停拧脖子，其实是因为他的颈椎也有问题。我找到几条很小的瘀络进行刺络放血，患者立马就感觉头脑清楚、眼睛亮了。后来他给我介绍了很多的患者，都是和他差不多的情况，后脑下面一块肉包，皮肤粗糙、颜色发黑，临床症状也都差不多。这样的情况，有脉穴的就刺血，没有脉穴的就刺皮部，效果也都还可以。

哑门穴到风府这一块很重要，我们说督脉入脑，脑为髓海，这个地方就好比是"入海口"，所以这里容易出现堵塞，一旦堵塞就容易造成脑血管的疾病。我们平时要预防脑出血的话，这里就得看护好。一旦出现了脉穴要给它刺开。

枕骨脉，藏蒙医的枕骨脉大致相当于我们的玉枕穴的位置，头皮针的话这里是视区。这里解剖上是枕静脉，可以治疗后脑勺疼，也可以治疗一些眼病。我以前不太用这个位置，后来受到藏蒙医的影响用的多了，一般情况下会配合哑门和大椎一起用。对于一些高血压的患者伴随颈椎不适和后脑勺疼，我喜欢在这三个点进行处理。

颊车脉，这个地方是我们颊车穴的位置，藏蒙医称之为齿脉。顾名思义，齿脉主要治疗牙齿相关的疾病了。有些面瘫在这里会出现瘀络，既然脉穴出现了，那我们就给他刺血。这个地方也是个筋穴，咬肌附着在这里，所以我们治疗的时候要注意，出现筋穴的话我们就用筋穴的刺法，比如斜刺法。有的人不出现筋穴，而是出现了脉穴，那就没必要一个劲儿地给他扎针了，进行刺络放血就行了。

和颊车脉经常配套使用的还有下关脉。对于下关穴我们也非常熟悉了，这里分布有面横静脉，是治疗面部疾病的要穴。这个地方，藏蒙医称之为耳前脉，既然叫耳前脉，那肯定是以治疗耳朵相关疾病为主的。我以前没有注意这个问题，后来看到这个地方叫耳前脉，然后我翻了一下《针灸大成》，确实可以治疗耳朵流脓。这个就有意思了，所以很多时候我们要和别的医学互参。

有一次治疗一例慢性中耳炎，这个病例治了三年，还是反反复复没有好。后来转到我手里了，我看了他吃的一些方子感觉是有问题的，在我看来那是一个典型的柴胡桂枝干姜汤证，但是从来没有人开这个方子，大部分都是对病治疗。我想给这位患者开方子，但他不愿意再吃药了，说针灸可以，以前扎过几次针，虽然没有治好，但是短期效果还是有的。

对于这种病有个非常好用的方法，用吹灸法。我原本打算给他吹灸的，但是看到他下关这里有个瘀络，我一下子想到藏蒙医讲的耳前脉了，我从来没有用过下关治疗耳朵的病，这次遇到机会了，我一定要试一下。然后我给患者刺血，血一出来他便说感觉耳朵里面很清凉，前后一共在这里放了四五次的血，便给他治好了，现在快两年了都没有复发。

讲这个是想引起大家重视，《针灸大成》里讲下关穴主治的时候，第一条就是治疗耳朵流脓。我们古人写书是有讲究的，主治的这些病症，排列也是有讲究的，排在第一的往往是最佳适应证，但是我们现在却很少用下关来治疗耳朵的病。下关脉在藏蒙医里就认为可以主治耳朵的病，这和我们《针灸大成》里面的排序高度吻合啊，是不是很有意思。

说到藏蒙医的耳前脉，就得说他们的耳后脉，这两个脉往往配合使用，大致相当于我们瘈脉穴到颅息穴的区域。这个地方我们好像很少用，我看到的医案里面几乎没有用瘈脉穴的。但是在藏蒙医里，它和耳前脉一样是治疗耳朵疾病的一个重要的地方。

除此之外还有一个耳脉，大致相当于我们角孙穴的位置。角孙穴我们不是太常用，一般以治疗痄腮居多。但是藏蒙医用这个地方来治疗耳病，一般和耳前脉、耳后脉配合使用。

在我们中医所讲的素髎穴这里还有一个脉穴，藏蒙医称之为鼻尖脉。这个脉穴我主要用来治疗酒糟鼻。很多的酒糟鼻在鼻尖这一块有细小的紫红色瘀络，看着瘀络很细小，但是刺血的话，出血量往往很多，不停往外流，效果还是很不错的。再一个，素髎穴是一个大穴，它和人中穴有相似的作用，但是很多时候比人中穴的效果还要好。

最后再讲一下金津脉穴和玉液脉穴，这个治疗舌头和口腔的疾病比较常用，比如语言謇涩、灼口综合征等。当然这些病也可以直接针刺舌面，或者用长针从舌尖透刺舌根。这里我多说几句，在《灵枢·刺节真邪》里有这么一句话，"取天容者，无过一里，取廉泉者，血变而止"。一般说血变而止基本上都是讲的刺络放血，但是廉泉穴这个位置上好像不太常见有血络。我看了很多注家对这句话的解释，大家基本上都认为这个廉泉就是指廉泉穴。但是这种注解极有可能是错误的。因为在《素问·刺疟》篇里已经很明确说了"舌下两脉者，廉泉也"。所以啊，"取廉泉者，血变而止"这个廉泉应该是金津和玉液，并不是现在的这个廉泉穴。还有人考证说金津、玉液最早出自葛洪的《肘后方》，这种观点也是不太能站住脚的，这两个穴在《内经》时期已经有了，最多只能说是葛洪给它们命了名。

第四十九讲　脊柱上的脉穴

头面部的脉穴讲完了，我们再讲讲脊柱上的。藏蒙医在脊柱上的脉穴不多，只有短尾脉比较常用，就是我们的腰奇穴这个位置，用来治疗腰痛和痔疮。

中医在督脉上用的脉穴相对丰富一些。我在临床上使用的主要有五个脉穴，风府脉穴我们已经讲过了，其他几个分别是大椎脉穴、灵台脉穴、命门脉穴、八髎脉穴。

当然脉穴是一个区间，要以见到瘀络或者浅表的静脉为准。大椎的脉穴经常在大椎穴的两侧，也就是双侧的定喘穴这一块。灵台脉穴一般在身柱穴到至阳穴这一段，它的面积比较大。命门脉穴一般在命门穴到腰阳关穴这一块。八髎脉穴一般在骶骨上，范围也比较大。所以这样给它们命名可能也不太正确，可能用胸椎段、腰椎段、骶椎段这样来命名会更好一些。但是我们不能没有穴位名啊，所以姑且这样命名，大家知道就行。

大椎脉穴大家还是比较常用的，因为它是在胸椎和颈椎结合的地方，督脉入脑是从风府这里入的。但是大椎是它的前站，所以治疗一些脑病，大家不要忘了大椎穴。贺普仁老先生治疗癫病喜欢用大椎穴和腰奇穴。一些颈椎病往往也离不开大椎穴，我师爷和师父他们治疗颈椎病的时候一般就是取大椎和列缺这两个穴位。除此之外，大椎穴还治疗外感病。

我们这里讲的是大椎的脉穴，如果患者这边有个富贵包的话，我们认为这是个筋穴；脉穴是特指能见到瘀络或者浅表的静脉，如果见到脉穴，首先刺络放血。

灵台脉穴在胸椎上，我们找的时候要仔细一点，这里的瘀络往往比较小。这个脉穴一个是可以治疗背部的一些疼痛，还有一个是可以治疗心肺的疾病。我治过一位老慢支的患者，他的脉穴比较明显，从左心俞这里有一条瘀络穿过督脉。既然有脉穴，肯定要先给他刺络放血，效果还是不错的。当然主要还是症状的缓解，想把这个毛病彻底治好还是有难度的。

一些心脏有问题的患者在这一块也容易出现脉穴。瘀络有时候也很有意思，它虽然是一段静脉血管，但是在这个地方只有几毫米是能清晰看见的。很多脉穴都有这样的特征，这就是非常好的治疗靶点。当然很多心脏有问题的人在这里也没有脉穴，很多人是以压痛反应为主。压痛反应的话，我一般认为属筋穴，所以就不太用刺络放血，而是用筋穴的刺法。

强直性脊柱炎的患者，在这个地方也常出现脉穴，实际上我们中医治疗这个病是很有优势的。我们不说彻底治愈，但改善症状绝对没有问题，还有股骨头坏死也是。这种病在西医看来是不治之症，当你告诉患者中医可以的时候，他们第一反应就是"你是个骗子"。这种情况我遇到过很多。

但有的人就比较好，很久以前我们小区有个环卫阿姨知道我是中医，经常找我治病。后来她儿子过来看她，阿姨就把这事告诉他了，他儿子很讲究，特地跑到我这里给我打声招呼表示感谢。

这位阿姨很早就给我说过，他儿子是强直性脊柱炎，但是他人一直在老家，所以我也没太上心。这次来了我一看，他还挺严重的。我就给他治了一次，在脊柱上找脉穴，所有的脉穴都给他刺血。完了再艾灸，在至阳和命门做热敏灸，他的灸感也比较好，很快整个脊柱都有灸感了。我其实是想教他这个方法，以后回去了就用这种治法，操作起来简单，在家里就能操作。

灸完以后我也没有在意，和他两个人在那里聊天。但是他始终背靠墙，我说：你不要老是贴着墙。因为墙比较凉，寒气比较重。他说：我现在舒服很多了，感觉背能挺直一些了。所以他一直靠墙是在那里比划呢。这个病例只治疗了一次效果就那么好，倒是出乎我的意料。后来我又给他开了独活寄生汤加减，我父亲治疗这个病喜欢用这个方子，效果还是不错的。这个方子得坚持服用，有的得服用一年。然后我就让他回老家以后刺血加艾灸，后来阿姨给我反馈说身体情况有很好改善。这两年没有联系，不知道现在是什么情况。

沿着脊柱再往下，就是命门脉穴了。这也是很大的区域，我临床主要用来治疗腰痛。这一块在临床上使用的频率比较高，大家都很熟悉，所以我就不多讲了。

然后我们再讲一下八髎脉穴。这个地方其实是个很好用的地方，尤其是对于一些男科病和妇科病。男科病好像在这个位置不太经常出现脉穴，但是妇科病在这里出现脉穴的频率还是很高的，所以我治疗妇科病比较重视这里。一些妇科病像子宫肌瘤，治起来也挺麻烦的，可能用个桂枝茯苓丸、少腹逐瘀汤什么的，弄个半年都没有效果。

其实针对一些大的瘤体，在体表能直接摸得到的这种，有一个非常好的方法，一般用三寸针扎透腹壁，然后再扎透瘤体，用三五根针围刺瘤体。这是我师父常用的针法，我跟着他的时候见他经常这样治，效果真的很好，几次下来瘤体明显就变小了。但是我又觉得这样扎针风险还是比较大的，所以我很少用这种刺法。

所以对于这个病很长时间就没有突破，有的患者效果也挺好，但是对于更多的患者效果很差。后来遇到过两例在八髎区域出现瘀络的，刺络放血之后效果还是确切的。到现在我还是在总结经验阶段，八髎以及环跳穴区域治疗子宫肌瘤是有优势的，关键是用什么治疗手段最好，是刮痧呢还是刺血，还是单纯针刺或者艾灸？现在我还不能给出答案，大家以后可以一起来研究。

我见过的一些男性出现八髎脉穴的主要是腰痛和痔疮这两种病，最近还治了个痔疮，一开始打算刺龈交的，但是那里没有反应点。于是就在腰骶部找皮穴挑治，发现次髎穴这一块有一片瘀络，先刺血再挑治，效果还是蛮好的。

第五十讲　腹部的脉穴

接下来是腹部的脉穴。藏蒙医有个胃角脉，在痞穴的两侧。藏蒙医的痞穴相当于我们的巨阙穴，所以我给他取名巨阙脉，当然巨阙脉的范围也比较大，就是我们的心口窝这一块。巨阙脉我们中医倒不是太常用，藏蒙医主要用它来治疗胃病。实际上这一块不仅治疗胃病，对心肺病的效果也是很好的。

下腹部，藏蒙医倒是不怎么用，但是关元在我们中医是用的，一些泌尿生殖系统的问题有时候会在关元到中极这一块出现脉穴。当然一旦这里出现脉穴，往往都是久病居多。对于生殖泌尿系统的疑难杂症，我们要留意一下这个区域。

有一次我治疗一例阳痿患者，年龄五十多岁，扎针、艾灸都做了一段时间，效果不是太好。有一次我在关元用三根针排刺，结果起针的时候发现一个针眼出血了，而且血色比较黑紫。扎过之后，患者说这一次有反应。那这次有效果是因为三针排刺的作用呢？还是因为出血的作用呢？这个是不好确定的。第二次给他治疗的时候我就只给他刺血。当然这个刺血有难度，因为他并没有瘀络浮出来，我只能根据之前的那个针眼，扎了好几下，终于找到一个瘀络，放出了一些淤血。

后来我就学聪明了，藏医的刺血还有一个特点，那就是擅长结扎，这样就会把一些隐藏的瘀络给找出来，而且可以增加刺血的安全性。后来我就想办法给他结扎，肚子上给他勒了好几条腰带，总算把那个瘀络逼出来了。就这样治疗了几次，效果还是很明显的。所以我基本确定这个是刺血带来的效果。

第五十一讲　上肢的脉穴

接下来我们要讲四肢的脉穴了。四肢有两个最重要的脉穴，就是肘弯和腘窝，这一点上所有医学的观点出奇的一致。无论哪一种医学，在选择刺血部位的时候，这两个地方都是非常重要的地方。可能是因为这个地方的静脉比较明显，所以在人类医疗的早期，人们更多关注于这些看得见、摸得着的地方。这两处脉穴的主治范围也是非常广，几乎可以说是无所不治。这一讲主要谈谈上肢的脉穴。

尺泽脉穴，解剖上看是头静脉，藏蒙医称这个地方为脏腑总脉，也叫诺嘎脉。对于这一点，中医和藏蒙医的认识是一致的。尺泽脉穴是个大穴，脏腑总脉，顾名思义也是能统管全身的一个脉穴。这个脉穴我主要是用来治疗肩部的痹症和皮肤病。对于急性肠胃炎，处理这个地方也很好用，但是急性胃肠炎这种病例临床上我极少见到，所以也没用过几次。

和尺泽脉穴相邻的是曲泽脉穴，这里主要是贵要静脉和肘正中静脉。这个脉穴也是很重要的，但是藏蒙医倒是不太用。我们中医使用的范围比较广。在我看来，和尺泽脉穴差不多。我在临床刺络放血的时候不是太注重它们俩的区别，往往是哪个脉穴比较明显我就刺哪一个，或者有时候干脆两个都刺。

但是王峥老师在他的《中国刺血疗法大全》这本书里提到了一个观点：虽然尺泽脉穴和曲泽脉穴离得很近，但是它们的治疗范围还是有区别的。这个大家回头自己去参考一下。

我们知道古代治疗瘟疫的时候，刺络放血是非常重要的，部位主要是在肘弯的尺泽和曲泽脉穴。至于作用机制，我们都是在按照经络脏腑理论来解释。但是我们看一下兽医治疗瘟疫也很有意思，鸡瘟的时候怎么治呢？一般是在翅膀下放血，位置和我们人体的肘弯差不多。当然我们说鸡也是可以有尺泽穴脉穴和曲泽脉穴的。但是我们也可以从另外一个视角去思考这个问题。

我们可以视这个地方为人体的一个检修口。上帝造人的时候特地安排了静脉在这个地方浅出体表，目的还是为了我们医生方便处理，或者是原始人时候增加他局部被动受伤的概率。一般动脉都走在深处，因为动脉一旦受伤了，风险还是很大的。人体排邪的渠道是多层面的，比如通过皮部、经筋等，但是最重要的排邪渠道应该是血液循环系统，毕竟血液是人体的物质基础。

通过血液循环系统来排邪的话也有两个途径：一个是静脉，一个是动脉。但排邪取动脉是很有风险的，所以上帝造人的时候就把排邪的任务主要交给了静脉，并且在很多地方安排静脉浅出体表，其中最重要的就是我们的肘弯和腘窝。

在上肢，中医和藏蒙医的用穴区别还是很大的。藏蒙医应用刺血比我们要丰富。我们的用穴一般在关节附近，比如肩关节处的肩髃脉穴、肩髎脉穴，腕关节处的阳池脉穴、阳溪脉穴等。但是藏蒙医在上肢的脉穴比较多。比如肩脉，相当于我们的臂臑穴附近；荣高脉，相当于我们的青灵穴附近；露顶脉，相当于我们的手三里穴附近等等。藏蒙医在上肢常用的脉穴有十几个。

如果我们用中医的常规脉穴效果不满意的时候，不妨借鉴一下藏蒙医的脉穴。当然借鉴他们的脉穴，我们要在他们的医学理论框架之下。好在这几年藏蒙医开始兴起，相关的著作也越来越多，可以供我们学习参考。

我们中医常用的还有手腕部的几个脉穴，比如阳溪、阳池、阳谷。这里的脉穴主要是用来治疗手部的疾病，比如类风湿关节炎。

有一次我去绍兴农村玩，听说来了个中医，乡亲邻居都跑过来了。其中有一个患者给我的印象比较深，她两个手的阳池穴这一块色素沉着很多。怎么回事呢？她说是手腕疼，去医院一检查说是类风湿关节炎，因为不舒服，她总是下意识地用去掐手腕，有时候疼得厉害了她就拿缝衣服的针去扎。当然她不懂中医，用针扎并不是为了治病，只是因为疼得厉害的时候她就气急败坏，既然疼就用针扎，再一个用针扎的话能转移疼痛。

后来她发现扎了针、出点血之后症状会减轻。她好像发现新大陆了，每次疼的时候她就扎针放血，有时候还敷些草药，时间久了，手腕皮肤的颜色就变黑了。但是这个病她总体控制的还是比较好的。所以我们说很多医疗经验的总结是出于患者自己的本能。

很多类风湿关节炎的患者，手腕疼、手指疼，这里可能会出现脉穴。我只要看到脉穴就会给患者先放血，然后再施热敏灸，效果还是很不错的。

上肢的脉穴我们就讲那么多，接下来我们讲讲下肢的脉穴。

第五十二讲　下肢的脉穴

和上肢相对称，下肢最重要的脉穴就是委中脉穴了。委中脉穴的范围也比较大，包括了委中穴、委阳穴、阴谷穴、合阳穴这一块区域。当然这块区域经常出现很多瘀络，因为每条瘀络所属的静脉不同，它们的主治还是有些差别的。我在临床上不太进行细分，只要有脉穴就刺血，如果有多条瘀络的话，我就把它们全部刺了，所以这个区域我进行了模糊化处理，统称委中脉穴。

我们都知道委中穴是血的郄穴，治疗血症很重要的一个穴，那就牵扯到一个刺法的问题。我们是用毫针针刺呢？还是刺络放血呢？既然是血的郄穴，那我们刺络放血是不是更加的单刀直入。所以对于一些血症，我们不要小瞧了在委中穴刺血，以血治血，效果还是很好的。

委中脉穴，我们常用来治疗急性腰扭伤，这个大家都很熟悉了。再一个呢就是治疗皮肤病。贺普仁老先生在《一针一得》里说过，治疗牛皮癣要在委中坚持刺血。这个方法我用得比较多，皮肤病我多喜欢在尺泽脉穴和委中脉穴放血。

我曾治疗过一个棘手的病例，一个女孩子，荨麻疹反复发作好几年，发作频率很高，而且每次都是全身的。中药、西药都在吃，但是效果很一般。来找我的时候我一看，她拿着一叠病历本，我就犯怵了。这姑娘也挺好，她说：王医生你就放心给我治吧，反正我已经找过很多名医了，他们都没有给我治好，你治不好也不算丢人。但是如果给我治好了，你就比那些名医都厉害了，你一下子要出名了。

我一想，好像很有道理。方子我就不开了，之前医生的各种思路都用上了也没效果，我再开个方子的话也是多此一举。怎么办呢？因为她一星期过来一次，扎针的话这个频率是不行的。所以我就给她放血，主要是在尺泽脉穴和委中脉穴，有时候配上血海脉穴。治疗了三四次以后她的病情开始好转了，发作频率依然还是很频繁，上肢的症状未见好转，但是下肢症状明显好转。这样一来我也看到希望了，就继续治疗，基本上是每周刺血一次，这样治疗了三四个月，她的下肢症状基本消失了。

但是这个病我还是没有给她治好，她上半身的症状一直都没有太大改善。后来又治疗了几个月，我也想了很多办法，但是进步不大，后来她也看到我黔驴技穷了就走了。

关于委中脉穴刺血，还有个很有意思的故事。有一次一个坐骨神经痛的患者来，当时我有个助理，这个助理小姑娘想跟着我学中医，干活很积极。这个患者来了之后，我看其委中有脉穴，就准备给他放血。我这个助理小姑娘还没有给人刺过血，她很主动，让我来指导，由她来操作。她毕竟经验不够，刺血的时候那个血一下子喷出来，喷到她脸上了。她就哇的一声跑出去洗脸了，患者被她吓了一跳。

患者走了我就批评她：哪怕血喷到你脸上了也要淡定啊，你把患者都吓一跳怎么行呢？她说：老师啊不是这么回事，当时那个血喷到我脸上，就感觉有一股凉气进到我皮肤里面去了。

我一想：这个病气就厉害了，血本来是热的，结果小助理她感觉到一股凉气。我就告诉助理：这个病气可能到你身上了，搞不好你这两天要出问题。结果第二天小助理就坐骨神经痛了。患者倒是治疗得很好，但是我这个助理病倒了。

所以我接下来就开始给小助理治疗了，当然还是委中脉穴放血。治疗几天她算是好些了，但是那股凉气始终没有出来。这是不行的，不把它弄出来，早晚还是要出问题的。这个怎么办呢？看过《扁鹊心书》的话就知道，这个也很简单，给她灸关元。灸了几次，终于有一次那股凉气从脚心出来了。

在委中脉穴放血我还差点出个麻烦。一个小兄弟的女朋友得了牛皮癣，就带我过去给治一下。当时这位姑娘在一个商场里面上班，我们到的时候是下午两点左右，她们店里只有一个很小的休息室，所以当时让她坐在休息室的椅子上。我给她在尺泽脉穴和委中脉穴放血，完了呢又给她扎了几针。

扎完针我这个小兄弟说：出来抽根烟吧。因为我以前给这个姑娘扎过一次针，所以我想她这次应该不会有什么问题的。我和小兄弟俩就走到商场门口准备抽烟了。这个时候里面就开始有人大叫了。我一听心里一紧，赶快往里面跑。到里面的时候一看，这个姑娘脸色煞白，浑身颤抖，眼泪和鼻涕哗哗往下流，一点话都说不出来。我赶快把针起了，让她躺下，这边给她掐住内关、百会，那边让人准备糖水。好在处理晕针这种事我也算经验丰富，过一会小姑娘就缓过来了。

后来才知道，小姑娘一天都忙得没有吃东西，我呢以为她午饭肯定吃过了。结果她又忙又饿，我又放血又扎针，扎上针还出去抽烟了，唉。这个是我早年的经历，大家要引以为戒，说出来就是希望大家千万不要再犯这种错误。现在我是小心了又小心，刺血的时候各种问题都会问到，血压怎么样？血糖怎么样？有哪些基础疾病？饭吃了多久了？吃的多不多……总之一定要慎重。

刺络放血出问题的不是没有啊。尤其是治疗静脉曲张，很多人喜欢放血，但是很多人会因此形成血栓，最后不得不去医院，每年都有相关的这种报道。

血海脉穴，藏蒙医叫足大脉，就在我们的血海穴附近。那个地方女性出现脉穴的概率远远大于男性，一些妇科病取这个地方进行处理还是比较好用的。有一次一个同道遇到一个功能性子宫出血的患者，这位同道主要是开方子，但是效果不太好，他就请教我，问针灸有没有好的方法。我说：这个一般也简单的，取隐白穴、大敦穴、太冲穴、三阴交、董氏奇穴的治污穴这些穴位扎扎针就行了。但是他给人扎了，效果也不好。我说：不行那就用灸法了。结果他给人灸了，效果也不好。

　　我一看，这个应该是疑难杂症了，我倒要去见识一下。去了之后我就给她检查，发现血海这里有条瘀络，那就刺络放血试试吧。因为她这个病比较棘手，所以当时也就是试一下，结果效果还是很好的。

　　男性我用这个脉穴很少，有一例是阴茎里面疼痛。对于茎中痛，我们一般用列缺穴，列缺穴通任脉嘛。还有太冲也可以，有一次我自己就得了这个毛病，突然阴茎里面疼得特别厉害，就在太冲扎了一针就好了，从此也没有再疼过。后来遇到一例这样的患者，发现他有血海脉穴，就给他刺络放血，也治好了。

　　在藏蒙医里，这个脉穴还有一个很有特色的作用，那就是治疗脑震荡。足大脉放血治疗脑震荡，我自己倒是没有试过，但是我以前研究过一些文献，这个是应该发扬的一种疗法。在蒙医里还有一种震荡疗法，治疗脑震荡也很有意思。

　　足三里脉穴，在足三里上下，我们经常能看到一些瘀络，这里就是足三里脉穴了，这个脉穴的治疗范围也非常广，临床上我使用足三里脉穴治疗 最多的是膝关节的病还有消化系统的病。

　　很多半月板损伤的患者在足三里这里会出现脉穴。半月板损伤说起来也怪怕人的，尤其西医动不动要你做手术。当然一些患者是需要做手术的，但是和腰突症一样，很多人不一定必须要手术。

　　我们之前讨论过，一些循环不好的地方，比如肌腱和骨骼的交接处和一些软骨等，因为循环不好所以容易病变。但是我们反向思考一下，正是因为这里不容易出问题，所以上帝造人的时候才造出这种结构来。某种意义上讲，循环不好的地方是本来就不应该出问题的地方。这样说是不是也有道理？但事实是很多循环不好的地方确实出问题了，那这个问题很可能就是继发性的。

　　半月板损伤大部分治起来还是难度不大的。我说的难度不大和患者的病情轻重没有关系。难度大小取决于我们治疗的时候有没有抓手。我曾经治疗过一个半月板损伤的患者，他的情况已经满足手术条件了，所以我就不想接了。我劝他不行就先手术，然后用针灸做康复。

　　他也很犹豫啊，一直存在侥幸心理，"这家医院让我做手术，那我再去别的医院问问，或许别的医院不建议我手术呢"，于是他就跑了好几家医院，结果这些医院都让他做手术。他就很郁闷了，也放弃侥幸，准备去做手术了。然后他就发了个朋友圈，拍了张膝盖的照片说要做手术了，好害怕什么的。

我一看到照片中他的膝盖周围有很多的瘀络，然后我就给他发信息，说可以扎扎针试试。他一听很高兴，好像又重新找到希望了。他是单侧的半月板损伤，但是两个膝关节都有很多的瘀络。我不管那么多，让我看到了瘀络就先刺络放血再说。因为他从外地过来，我每天给他放一次血，为了安全起见，给他配了点补血的药。就这样刺络放血加上扎针、艾灸，半个月，他的症状就缓解很多。

当然不光是半月板的问题，其他膝关节方面的问题，只要我们能找到抓手，就有信心治疗。很多看似很严重的疾病治起来反而没有那么难。反过来很多看似不咋样的疾病反而不好弄，因为没有抓手。委中脉穴、阳陵泉脉穴、足三里脉穴都是治疗膝关节问题很好的抓手。只要发现瘀络了，我最起码敢保证能见到效果，至于能否痊愈这个不好说，但是减轻症状一般都没有问题。

再一个就是消化系统的疾病。肝胆脾胃这些有毛病，如果我们能在足三里看到脉穴，那也是一个很好的抓手。但是就我个人的经验来看，这种情况不是太多，不像膝关节的病变，在足三里出现脉穴的频率还是蛮高的。

举一个比较典型的例子。一个患者，老是胃部感觉刺痛，去医院检查基本上就是各种毛病都有。然后在当地吃中药，吃中药也是时好时坏。后来咨询到我这儿，我就问她这个胃痛是什么情况下加重？患者说经常和她老公吵架，一吵架就疼得受不了，然后就说了一大堆的话，基本上都是说她家庭的不幸。

这种病就没必要多废话了，根本问题在于患者和她老公的感情上，难怪吃中药时好时坏的。怎么办呢？先开点血府逐瘀汤吃吃看吧。吃了药之后，她说比其他的药效果要好。之前医生开的方子都是针对脾胃的，活血的也有，毕竟刺痛是瘀血的指征嘛，但是没有人按照血府逐瘀汤的思路来开。她说吃了药效果好，我心里想这个病应该还有转机啊。结果好景不长，突然一天她们夫妻俩吵架后，患者的胃病又加重了，这次加重吃什么药都不管用了。

她又来找我了，我建议她出来住上两个月，就是想让她脱离那个家庭环境，不受那个干扰我才能给她治。最后她也是实在没办法了，就跑到我这里来了。

来的第一件事我得想办法先给她止痛啊。她这个病例典型在哪里呢？她的合谷和足三里都有瘀络，我极少在合谷这里看到有瘀络的。我看到瘀络了嘛心里就有底了，先刺络放血再说吧。放过血之后胃痛就消失了。我就这样以刺络放血和艾灸为主。艾灸主要是灸中脘，效果非常好。一开始灸中脘的时候，她胃里就会刺痛得非常厉害。治疗一段时间之后再灸中脘，她的刺痛感就消失了。那么这个病也就差不多了嘛，这样治疗下来也接近两个月了，病也差不多了，她得回去了。

后来我又给她想办法改善了他们夫妻的感情，算是把事做圆满了。这个病例是我治疗的比较完整的病例，从头到尾负责到底，黑白两道十八般武艺都使出来了。

再讲一下阳陵泉脉穴。阳陵泉脉穴有时候和足三里脉穴不是太好区分，因为它们俩离得比较近，有时候一条瘀络会穿越它们俩的位置，所以我们没有必要去纠结这条瘀络是属于阳陵泉脉穴还是足三里脉穴，反正看到了瘀络知道刺之就行了。总体来说阳陵泉脉穴治疗的范围更加侧重于肝胆。比如胆囊炎啊，还有胆经的坐骨神经痛啊。

我的一个学生治疗过一例胆经的坐骨神经痛，一开始用常规的取穴，也有效果，但是效果往往维持很短暂，治疗几次就管个几天，过了几天又不行了。我想这个问题可能就复杂了，我过去一趟指导一下吧。我给患者循经检查，这种常规的刺法不行，可能存在其他的原因啊。就像高树中教授在《一针疗法》里记载的，治疗一个学生的头痛，一开始扎针效果不理想，后来刺血了效果才好。这个病啊有的病在皮，有的是病在经筋，有的是病在骨，有的是病在血脉，有的是病在气，所以我们治疗的时候要体现出层次感。

这个患者有两条瘀络比较明显，一个是委中脉穴，一个是阳陵泉脉穴。这就有抓手了，先放血，然后再针刺。治疗一次之后，这个患者就说话了，这次效果好。为什么呢？因为他感觉患侧的这半边身子都是热的，这是之前从来没有过的感觉。就这样刺血加上扎针治疗了几次，效果很好，我让学生跟踪了一段时间，远期效果也很好。

我们再讲一下阴陵泉脉穴。这个脉穴，很多妇科病患者比较常见，范围也比较大。小腿内侧的脉穴我就分成两个，靠上面的就是阴陵泉脉穴，靠下面的就是三阴交脉穴。这两个脉穴的主治也差不多，反正见到哪个就刺哪个。这两个脉穴主要治疗生殖泌尿系统的疾病，但是我们也不要那么狭隘，出现脉穴终归是不好的，所以无论什么病，只要出现了脉穴，无论是在哪里出现的，我们都不妨刺络放血。

阴陵泉脉穴是藏蒙医所讲的脾脉的位置，脾脉，顾名思义主要是治疗脾病了，尤其是水肿这一类的疾病，这一点我们也要重视，我们中医用这个脉穴治疗的疾病范围更广一些。

我见过三个怪病。这三个病例都是下肢的丹毒，而且都是在葬礼现场发作的。最近的这一例呢我当时没有随身带针，就让他去医院了，输了液很快也好了。之前的两例我都带着针，所以就当场处理了。有一例是针刺的行间穴，再加大敦穴刺血治好的。另外一例，他在阴陵泉这里有脉穴，我是给他刺血治好的。

三阴交脉穴也很重要，藏蒙医认为这里有肾脉和鱼肌脉，主要用来治疗肾病、子宫病。三阴交脉穴经常和阴陵泉脉穴一起出现，它们俩的主治也很近似。

我曾经治疗过一个比较严重的双下肢静脉曲张的患者，整条腿上都是凸显的静脉，说那些是蚯蚓都不准确，确切地说像一条条的小蛇。因为患者的左腿情况比较严重，我想先给他治疗左腿吧。对于这种病我还是比较慎重的，现在的话，这种患者我一般就推掉了。当时给他开了补中益气汤合桂枝茯苓丸，这是我常用的套路，然后在左腿放血。

患者左腿的外侧比较严重，内侧稍微好点，所以我就在外侧也就是阳明经路线上给他放血。当时也没敢放多少血，就刺了两个点，血喷出来一些以后就止血了。到了晚上患者给我打电话了，说左腿胀的特别厉害。我一听就有点害怕了，我说：最好去医院看一下吧。大晚上的他也不愿意去医院，就扛了一晚上。第二天一早我就给他打电话问一下什么情况，他当时已经在医院了说夜里腿胀痛的受不了，一夜没怎么睡觉，所以一大早就跑到医院等着了。结果他在医院治疗了几天没有效果，又来找我了。我先是请教了一个西医朋友，他说：道理上来讲，这样刺血刺个两下是不会有什么大问题的。那我就给他刺一下小腿的内侧吧，就在阴陵泉和三阴交刺了两个点。这样刺了之后呢，他的胀痛倒是缓解了不少，后来又刺了一次，基本上就回到以前的状态了。后续未再进一步刺血。

一些小腿肿胀的患者，我们在小腿的内侧如果能发现脉穴的话还是要给他处理一下。我治疗过一个腰突症的患者，后来腰也不疼了，腿也不麻不疼了，但是每天早上起来之后小腿肚子很胀。这个症状一开始也是有的，但是总也解决不了。后来患者说他每天早上小腿肚子胀的时候，明显能看到血管爆出来了。我一想既然是这样，那不妨让他早上发病的时候过来看一下。

第二天大概五点多，他腿胀的厉害的时候就跑到我这里来了。我一看确实有血管爆出来了，平时检查的时候这些血管还真不太明显，就选了阴陵泉脉穴和阳陵泉脉穴放血，这样弄了两次，就把他这个症状解决掉了。至于他为什么血管会爆出来，我倒是没有搞明白。

再往下就是丰隆、条口这一块了，这里也容易出现瘀络，我称之为丰隆脉穴。我们之前讲过，丰隆这个地方的筋穴属性更多一些，但是脉穴也很常见。我们知道丰隆是个化痰的大穴，治痰的话一般离不开丰隆。周德安老先生有个针灸化痰方，主要是用中脘、内关、列缺、丰隆、公孙这几个穴位。

但是我们也不要忽略了脑部的病，尤其是一些精神类疾病。有一次我一个朋友治疗一例狂躁型的抑郁症，出问题了。在治疗的过程中，患者的症状在加重。朋友就给我打电话请求支援。

去了之后我一看患者的情况，其实也还好，就是和我交流的时候他的眼睛里面的神不太对，不太能正常交流。然后给患者检查，发现他两个委中、两个丰隆还有两个三阴交都有瘀络。让我看到脉穴了嘛，就有抓手了，先刺络放血再说。千万不要小瞧了这个刺络放血啊，刺完以后这个患者就能和我正常交流了。经络诊断呢比脉诊有优势，一个是它非常客观，再一个它可以直接找到治疗靶点。

在《针灸大成》里讲丰隆这一条的时候有这么一段话："登高而歌，弃衣而走，见鬼好笑……实则癫狂，泻之。"我们一般说很多精神类的疾病是痰迷心窍，所以我们认为丰隆治疗这些病主要作用是化痰。

事实上这个观点是不全面的。我们不妨看一下《灵枢》里足阳明之脉的是动病是怎么说的："是动则病洒洒振寒，善呻，数欠，颜黑，病至则恶人与火，闻木声则惕然而惊，心欲动，独闭户塞牖而处。甚则欲上高而歌，弃衣而走，贲向腹胀，是为骭厥。"我们看这一段描述是不是讲的精神类疾病啊？

我们现在有个问题，治疗精神类疾病不太重视阳明。那么我治疗这些病呢尤其重视阳明，患者来了我先给他腹诊，然后循着阳明经来做检查。不能动不动就是肝郁，就是痰迷心窍。很多看似棘手的病例如果从阳明经入手的话会有出其不意的效果。

患者来了之后你可以先摸他的肚子，看有没有筋结或者压痛什么的，肚子的温度怎么样，皮肤的敏感度怎么样。有的你刚摸一下，患者的肚皮就抽动。仔细一摸你就知道了，很多人皮里肉外都有很多结节，还有很多是你一按肚子，患者肚子里的气泡来回跑，这个时候你要把他肚子里的气给散开，散开以后他就不停放屁，把气排出来了。

所以我一再强调，我们不要忽视了经络检查。在《灵枢》的经脉篇里，和精神类疾病有关的主要经脉还有膀胱足太阳之脉"狂、癫疾"；肾足少阴之脉"气不足则善恐，心惕惕如人将捕之……烦心"；心主手厥阴之脉"心中憺憺大动，喜笑不休，烦心"。一些精神类疾病的患者来了之后，这些经络我们都要仔细检查。还要检查他的脊柱，从颈椎到胸椎，到腰椎，再到骶椎。我们说督脉入脑，诊察脑的病千万不能忽视督脉。把脊柱调好，督脉就通了，这些病治起来才能事半功倍。

还有一个是绝骨脉穴，这个脉穴和阳陵泉脉穴的主治差不多，我临床上一般用来治疗坐骨神经痛，对于其他病，这个脉穴用得不多。绝骨脉穴出现的概率也不是太大，我就不讲了。

然后就是脚踝附近的几个脉穴，像解溪、中封、丘墟这些，这里主要是以治疗局部病变为主，比如脚踝扭伤以及关节炎等等。这个地方我用于治疗踝关节扭伤比较多，大家应该也常用。还有一个就是痛风了，我们之前讲筋穴的时候讲过痛风的治疗，其实刺络放血也是非常好的方法，对于快速缓解症状还是很有益处的。

第五十三讲 动脉穴

在我的理论体系里，脉穴分为静脉穴和动脉穴。静脉穴我们已经大致讲完了，接下来我们讲一下动脉穴。

我们不妨做个假设，在更远古的时候，人类通过砭石来作用于血脉的时候是不分动静脉的，无论动脉还是静脉都一起刺。但是我们知道，在那个医疗条件下，刺破动脉的风险还是非常大的，《刺禁论》就描述了这样的问题，所以到了后来，刺络放血主要作用于体表的静脉，而动脉在很长一段时间里都没有再作为治疗的靶点。

但是很多疾病发生之后，我们动脉的这些脉口会发生变化，所以这些脉口经常被用来进行诊断。随着生产工具的发展，我们可以做出毫针类的工具，这就给我们改善刺动脉的方法带来了可能性。因为我可以贴着动脉的血管壁来下针，因为这样不刺破动脉，所以比较安全，但是我们的针体也在刺激血管壁，同样能够达到治疗效果。由此就产生了一种刺动脉的方法，那就是贴着血管壁来下针，用针体刺激血管壁。

当然，刺激血管壁应该是一种被动选择的结果，确切地说是鉴于当时医疗技术下的无奈之举，但是这种无奈之举却带来了正面的反馈。那么人们可能要思考一个问题，为什么我不刺破血管依然有治疗效果？可能在这个基础上我们的古人就推导出了"气"的概念。我们的脉口在那里搏动，古人解释这个现象的时候一般称之为气机鼓荡所造成的，进而又一步推导出"血行脉内，气行脉外"的结论，因为气行脉外，所以我们针刺靶点在脉外的时候依旧有治疗效果。

为什么我认为气行脉外是推导的结果？因为根据我目前不太全面的了解，内观内证的时候是见不到血脉的。当然这些并不重要，我们作用于血脉的治疗途径无非就是刺激血管壁和血管内的血液，静脉穴是既刺激了血管壁又刺激了血液，而动脉穴则是单纯地刺激血管壁。

那么常见的动脉穴有哪些呢？《素问·三部九候论》里给了九个脉穴。

上部天，两额之动脉：太阳穴这里，也就是颞深动脉这儿。

上部地，两颊之动脉：大迎穴这里，也就是面动脉这儿。

上部人，耳前之动脉：耳门穴这里，这里是颞浅动脉。

中部天，手太阴也：太渊穴，也是桡动脉的搏动处。

中部地，手阳明也：一般认为是合谷穴，这里是掌背动脉搏动处。

中部人，手少阴也：神门穴了，这里是尺动脉。

下部天，足厥阴也：太冲穴，这里是第一跖背动脉搏动处。

下部地，足少阴也：太溪穴，胫后动脉的搏动处。

下部人，足太阴也：箕门穴，这里是股动脉的搏动处。

除此之外还有人迎穴、极泉穴、冲阳穴等等。

我们经络医学的一个特点就是诊疗一体，诊断的位置往往也作为治疗的靶点。这些穴位在针刺的时候最好能直接或者间接刺激到动脉的血管壁来加强效果，所以这些有脉搏跳动的地方我称之为动脉穴。

我们之前就说过，经络和血脉是很难分清楚的，甚至有的人认为经络就是血脉，这是有道理的。有可能我们的祖先是先发现了一个个的动脉搏动处，然后把这些个点连成了线，最后形成为经络。《标幽赋》里有句话是讲取穴的，"在阳部筋骨之侧，陷下为真；在阴分郄腘之间，动脉相应"，告诉我们了一个取穴的标准，那就是有动脉搏动。实际上在《灵枢·终始》篇也讲过这个问题，"三脉动于足大趾之间，必审其实虚，虚而泻之，是谓重虚。重虚病益甚。凡刺此者，以指按之，脉动而实且疾者疾泻之，虚而徐者则补之"。

肺经也有动脉穴，"注于太渊，太渊，鱼后一寸陷者中也，为俞；行于经渠，经渠，寸口中也，动而不居为经；入于尺泽，尺泽，肘中之动脉也，为合。手太阴经也"。尺泽也是一个动脉穴。

还有我们的十二原穴。关于原穴的解释有很多，最朴素的意思是最原始的穴位，也就是我们古人最早发现的穴位。为什么会最先发现这些穴位呢？一个重要的原因就是很多原穴都是动脉搏动处。

当然我提出动脉穴这个概念是为了说明我的理论体系，这个是否合理，值得讨论。《灵枢·动输》说："黄帝曰：经脉十二，而手太阴、足少阴、阳明独动不休，何也？"我觉得"动输"应该作"动腧"，由《灵枢》记载可以看出，有些腧穴是以"动"为主要特征的。我鉴于"动腧"这个概念提出了动脉穴的概念。但是《动输》这篇可能出现的比较晚，排在第六十二篇，还是比较靠后的，而且这一篇比较简短，所以我由此提出"动脉穴"也不一定正确。

总之呢我们要清楚一点，很多的穴位在取穴的时候是依据动脉搏动这个现象来的。对于这些穴位，我们在针刺的时候有时候可以刺其动脉穴。有一次我的一个学生请教我一个问题，他的大鱼际这里有一条血管在跳动，问应该怎么扎针。他这样一问还真把我问倒了，平时没有治过这种病啊。我第一个想到的就是在局部刺血，因为局部的血管在跳动，我就在局部刺血，应该是有效果的，但是在这个地方刺血可能会比较痛。我说：你扎一下太渊吧。因为脉会太渊嘛，想让他刺激一下桡动脉的血管壁。结果他扎了之后症状还真就缓解了。

谈到脉会太渊，我想再进一步讨论一下。我们都知道脉会太渊，为什么呢？我们通常认为肺朝百脉，而太渊又是肺经的原穴，但是这个解释经不起推敲。肺朝百脉和脉会太渊并不构成线性的因果关系，而且翻开《针灸大成》第六卷，看一下太渊主治的话会发现，太渊的主治很多，但是关于血脉的问题只有"脉涩"和"咳血呕血"这两条，也就是说我们的古人并不怎么使用太渊穴来治疗血脉的病。八脉交会穴是《难经》提出来的，《难经》应该是另外一家学说，我对这个观点持怀疑态度。

我们说心主血脉是有道理的，但是主血脉更多的应该是心包。我们治疗心脏病的时候往往首先就取心包经的内关、郄门这些穴位。心脏和血管以及血液是一个整体的系统，我们可以通过刺激血管和血液来间接影响心脏。从某种意义上讲，我们在任何一个动脉的搏动处来刺激动脉的血管壁，都可以治疗心脏疾病。有了这个推断之后，我就把动脉穴的主治做了一个归纳分析，发现它们大多数都可以治疗心脏的疾病。

我归纳的动脉穴的主治有三个：首先一个是心脏、血、脉系统的疾病。第二个是治疗动脉穴附近的病，这个主要是近治作用。第三个就是我们教科书上提到的常规的一些主治了。我目前在研究一个问题，如何优化这些动脉穴的配穴来提高治疗心脏疾病的效果，如果我能研究出来成果的话，再和大家分享。

神经系统与神经穴

第五十四讲　绕不开的一段针灸史

我讲课的一个原则是先讲实的，后讲虚的。实的我们讲了皮、筋、骨、脉，剩下的我们就要讲神经了。

讲针灸的话我们绕不开一段历史，那就是民国这段时间。这里有个大背景，就是当时的中医存废之争。现在回头来看，这段历史对中医学是有正面作用的，它促使我们用现代化的眼光来看待中医。在这之前很多中医也是稀里糊涂的，很多医家也是对中医充满疑惑，比如王清任。王清任也算是一个大医家，留下了很多经典的方子。但是我们看《医林改错》的时候发现，他对中医典籍的一些描述也是有很多困惑的，所以不惜跑到乱葬岗去搞解剖。

我是很喜欢王清任这个人的，因为他有探索精神。实际上有疑问的中医不止王清任一个，但是大多数人选择了稀里糊涂，对于一些搞不懂的地方就牵强附会地去解释。但是王清任挺较真，他说："古人曰：既不能为良相，愿为良医。以良医易而良相难。余曰：不然。治国良相，世代皆有；著书良医，无一全人。其所以无全人者，因前人创著医书，脏腑错误；后人遵行立论，病本先失。病本既失，纵有绣虎雕龙之笔，裁云补月之能，病情与脏腑绝不相符，此医道无全人之由来也。"

有些东西搞不清楚，"纵有绣虎雕龙之笔，裁云补月之能"也是不行的，所以王清任在解剖上下了很多的功夫进行探索。当然他的很多观点限于当时的条件是不对的，比如他认为经络就是血脉，这个并不完全正确。我们知道余云岫写了《灵素商兑》来批判中医，在《经脉络脉》这一篇里他说了一句话：

"所谓经脉者，兼包今日之动脉及深部静脉，而《灵》《素》误以为皆动脉也。"余云岫这个人我也比较喜欢，他对《内经》的研究可能比我们现在这些自诩中医的人要深入得多。很多人说他提出经络就是血脉的观点是因为不懂中医，但是王清任可是懂中医的，而且还是大家啊，王清任也是持同样的观点。后来唐容川受王清任的影响比较大，也基本持相同的观点。

说这些是什么意思呢？在当时中西医学交锋的时候，无论是中医本身，还是这些反对中医的人，都在反思中医。

反思中医的时候，有一个问题是绕不开的，那就是我们的经络到底是什么。关于经络实质的问题，那个时候产生了一次大的争鸣。这个时候有个人出现了，那就是承淡安老先生，在我看来，他是中国近现代对针灸医学影响最大的一个人。如果我们要知道当今的针灸医学为什么是现在的样子，承淡安先生是绕不开的。

承淡安原本是中医，后来又到日本游学，当时日本对经络的研究要比我们先进的多。日本从明治维新开始就进入近代化了。明治维新是1868年，余云岫写《灵素商兑》的时候是1919年，这里面差了50年呢。

其实明治时期日本有很多汉医的大家。杨守敬是较早到日本考察汉方医学的人，他去了之后还是很震撼的，回到中国之后说了一句话："浅田宗波和森立之是日本医界的泰斗，其学术渊博，现今中国医界无人能及。"杨守敬在褒扬日本这两位大医家的同时，也表达了对国内中医的失望。

浅田宗波这个人我很喜欢，一生的成就很大，去世出殡的时候沿途的店面自发歇业，日本各界名流都来送别他，据说有上万人之多。当时有个对联："栗园之前无栗园，栗园之后栗园无。"栗园是浅田宗波的号，意思就是前无古人，后无来者。可见日本对他的评价之高。

但是历史的滚滚车轮是不会把任何人放在眼里的，明治维新之后，日本也面临汉医和西医的交锋问题。明治维新的第二年，日本就设立了一个医学校，这个学校里设置了一个部，就是大名鼎鼎的皇汉医学部。可惜没过几年，日本也出了个"余云岫"，这人是个军医，叫石墨忠德。在他的搅和之下，皇汉医学部就给关掉了，日本的汉医就此没落了几十年。

当时的情况像极了我们民国时候的中西医的斗争。民国的时候，我们中医界出了恽铁樵和陆渊雷两位大将。日本那时候也出了两位大将，其中一个就是经方派非常熟悉的汤本求真，汤本求真实际上是西医出身，这个人就不说了，因为大家对他太熟悉。针灸界也出了一位大将叫大久保适斋，有意思的是，这个人也是西医出身。大久保适斋提出了一个观点，针刺就是神经刺激术，经络神经说可能就是针灸现代化的开端。当时日本还有一位针灸的大家叫泽田健，和大久保适斋不同，泽田健是个遵古派，他的学生代田文志把他的学术经验总结了一本书——《针灸真髓》。这本书大家比较熟悉了，最早的时候就是承淡安老先生翻译的。

大久保适斋是不是针灸现代化的前驱我们不好说，但是他对针灸的影响实在太大，中西医的结合就这样在针灸医学上开了个很大口子。经络神经说对承淡安老先生的影响也非常大。1931年，承淡安老先生写了《中国针灸治疗学》，这本书出来之后也在不停修订，6年里面出了8版，在《增订中国针灸治疗学》里面有一句话——"针灸原理，不外流通气血，简言之，刺激神经，增加血行"，这对中国针灸医学的影响是非常之大的。而且作为澄江学派的掌门人，承淡安先生培养出来的人才也非常多，像程莘农、杨甲三、邱茂良、杨长森、谢锡亮这些针灸界举足轻重的大家，都是他的学生。当然在这之前，中国到日本留学的医学生也很多，他们受经络神经说的影响也比较大，但是这些医家的影响力和承淡安老先生是没法比的。

除了承淡安之外，还有一个人对现代针灸的影响也是举足轻重的，那就是朱琏老先生，她应该是近代最有成就的女性针灸家。1951年，朱琏出版了《新针灸学》，这本书的理论基础就是经络神经说。我们现在熟知的轻刺激为补法、重刺激为泻法，就是基于针刺的刺激强度对神经的兴奋和抑制原理。当年这本书是朱德题词、董必武作序，是新中国成立以后针灸科学化的开山之作，当时被翻译成多国文字，在世界上都很有影响力。

所以啊我们要讲一下这段历史，到目前为止，经络神经说依旧是经络实质的主流学说。在这个基础上我们也创造出了很多的疗法，比如石学敏院士的醒脑开窍法等。

第五十五讲　经络神经说

那么经络到底是不是神经呢？我以前也很有困惑，也请教过我师父，我们扎针到底扎的是什么东西？师父就说：你不要管他扎的是什么东西，穴位就在那个地方，你就往那扎，至于扎的是神经还是血管还是其他的，和你没关系。后来我就想，这句话说得也不完全正确，有些东西我们还是要尽量把它搞明白。无论如何，神经是经络的一个主要载体。讲经络无论如何是绕不开神经的。我们都知道扎针的时候，针感主要是酸麻胀重，这个麻是怎么产生的？主要是因为刺激了神经啊。

《内经》集合的是各家学说，经络的概念也有很多，当然包括了血管和神经这些。在很多少数民族医学里也是一样，经络主要是指血管和神经。

所以在我的学术体系里，我把神经系统尤其是周围神经系统视为经络的主要部分。这里我们要提出一个新的概念。我们之前已经讲了经皮系统、经筋系统、经脉系统，以后还要讲经络系统，按照这个命名原则的话，我们的神经系统叫做经神系统可能更好一些。但是我们要尊重习惯，也没有必要去巧立名目，所以我们还是称之为神经系统。神经系统上的穴位我们称之为神经穴。

当然神经穴不仅是一个概念，还是一种针刺要求，就是要求我们扎针的时候尽量要温和地触及神经。

我们以环跳穴作为一个例子。一个患者说坐骨神经痛，来了之后我们要先检查。如果发现环跳穴周围的皮肤有色素沉着或者毛孔的异常等，这时候便是看到了皮穴，此时就要用针对皮穴的治疗方法，比如刮痧拔罐。

如果这个人的皮部没有什么异常，但是有一条瘀络出现了，这个时候便应该用处理脉穴的方法，比如刺络放血。

如果这个人既没有皮穴，也没有脉穴，那我就要做进一步的检查。比如在某处一按，发现这里特别酸痛，或者是梨状肌有条索，那么就是发现了筋穴，就要用处理筋穴的方法了，比如合谷刺、小针刀等等。

有时候可能单纯地用皮穴、脉穴、筋穴等是不够的，那么我们可以在环跳穴这里刺激坐骨神经，所以我所说的环跳神经穴特指刺激环跳穴附近的神经。当然这种刺激可以是直接的，也可以是间接的。我们有一半的穴位都坐落在神经干上，或者非常接近神经干，对于这些穴位，我们可以直接针刺神经干。还有很多的穴位虽然没有坐落在神经干上，但是离神经干或者较大的神经分支也很近，对于这些穴位，我们可以间接刺激到神经。

刺激神经穴的一个原则就是温和。我们知道大体的解剖，当快要触及神经的时候要缓慢下针，只要出现了放电感，我们的针刺就算完成。当然有些穴位要触及好几次，比如环跳穴，我们刺激坐骨神经的时候一般是触及三次，让他产生三次麻电感。但是这个过程是要温和的，要不然的话容易对神经造成损坏，最常见的就是扎内关的时候把正中神经给损伤了。这一点我们要引起注意。

再一个，很多时候我们并没有直接针刺到神经上，但是离神经特别近的话会间接刺激到神经，这种情况有时候会有麻电感，而有时候并没有麻电感。

这里又有一个新的问题。我们知道，神经系统无所不在，我们治疗皮穴的时候是不是对末梢神经有影响，治疗脉穴的时候是不是对血管壁上的神经也产生刺激。筋穴更不必说了，经筋系统和神经的关系太密切了，所以软组织和神经是不能分开探讨的。我这里只是权宜之计，把他们分开来讨论。治疗骨穴的时候是不是刺激了骨骼上的神经？

但是在我的学术体系里，我还是把神经单独拿出来。即使肌肉是由神经控制的，但是肌肉就是肌肉，神经就是神经。上帝造人的时候把它们造成了不同的样子。

经过这么多年的发展，我们不得不承认，基于神经的针灸治疗学已经有了非常大的发展。目前的研究成果和著述也非常多。这里我推荐一些著作，金观源老师的《临床针灸反射学》、陈少宗老师的《现代针灸学》系列、董福慧老师的《脊柱相关疾病》《皮神经卡压综合征》、陈德松教授的《周围神经卡压性疾病》、钟士元老师的《脊柱相关治疗学》、吴汉卿老师的《脊柱相关医学水针刀微创疗法》、肖德华老师的《针刀治杂病》、贾海忠老师的纬脉理论等。具体的学术性的东西我不再多讲，让我讲我也讲不明白，大家可以去参考这些著作。

说实话，我以前对这些学说不太感冒，毕竟是传统针灸出身，我觉得这些就是西医的思维，和针灸没什么关系。但后来有件事让我改变了态度。

几年前，我一个老大姐的诊所要开业，她心里没底，就让我去帮忙指导一下。开业接的第一个患者是例顽固性的网球肘，我让她扎合谷，当时合谷一针扎下去立马就见效了，结果没过几个小时患者又找回来了，说胳膊又回到老样子了。那就再接着扎呗，第二次又在冲阳穴扎了一针，也是立马见效，怕他再反复，又在局部给他刺血拔罐。结果第二天患者又来了，说又回到老样子了。

不行咱就换招呗，就这样连续给他治疗了五六次，都没有达到理想效果，都是当时有效，过不了多久又不行了。

这事就很尴尬了，我原本是想给大姐撑门面的，结果第一例患者就搞砸了。大姐也撑不住劲了，说这是第一例患者，无论如何必须给他治好。不行她就花钱去找个专家，后来就找到了一个做小针刀的老师，这个老师在患者颈百劳那里扎了两下，然后给患者脖子整了一下骨，患者当时就轻松多了。第二天患者反馈说病情反弹很少。我就奇怪了：没听说颈百劳治疗网球肘啊。

我就厚着脸皮与那位老师联系，这位老师人挺好，给我讲了一套他们针刀的理论，让我大开眼界。一些所谓的网球肘通常是C5、C6神经根受到卡压造成的，他刺的是C5、C6夹脊的地方。经这位老师这么一讲，我开始重视这些学说了。我们做医生的，最好不要局限于自己的观点，不要动不动就说自己是对的，人家都是错的。搞传统学问的都有个通病，叫文人相轻，好像不批评人家一下就显示不出自己的高明。我很不喜欢这种行为，我们做医生的还是要在疗效上见真章。人家的优点你要去学习，没有一个大的胸怀是不可能成为一名大医的。

这件事对我影响还是蛮大的，后来我就开始了这方面的学习。结果没多久又遇到一个病例，一位患者腹股沟疼痛。这个病我还是治过一些的，腹股沟这里是三阴经所过的地方，我一般用太冲或者太白，或者是用肩前穴，我们知道平衡针有个臀痛穴，位置就在我们的肩贞穴附近，这个实际上是缪刺法的理论，肩贞穴可以治疗臀痛，肩前穴也当然可以治疗腹股沟的问题了。所以我用这个肩前穴治疗腹股沟疼痛效果也不错。

但这个患者有点麻烦，试了几招效果都不好，我就想，如果按照神经的理论，这里的神经是从哪里来的呢？主要是从胸12和腰1那里来的，我就在胸12的和腰1的夹脊扎两针试试吧，结果一扎效果还真不错，后来遇到一些比较疑难的病，我也会在督脉上进行相应处理了。当然我说的督脉是督脉带，包括督脉、夹脊、膀胱经的第一侧线。我喜欢用督脉带还是受了周楣声老先生的影响。周楣声的灸法很厉害，而且有自己的特色，和承淡安以及谢锡亮的澄江学派的灸法一个很大的区别是，周楣声喜欢在督脉带找反应点。我现在治疗疑难杂症也是很喜欢用督脉带。

第五十六讲　神经穴

接下来我结合自己的临床讲一下神经系统和神经穴，主要是以临床经验为主，学术性很强的东西大家去看相关的著作就行了。中枢神经系统和周围神经系统在我这里眉毛胡子一把抓了。周围神经的支配方式也有两种：一个是大体解剖学的支配方式，一个是胚胎期阶段的支配方式。在躯干部分，这两种支配方式比较一致，但是在四肢部分，这两种支配方式差异很大，在我这里也是眉毛胡子一把抓了。

因为周围神经在躯干部有向任脉带汇集的现象，所以任脉带也很重要。任脉带也是个区域，包括任脉和肾经，前后和督脉带相对应。那么在我的理论体系里，神经穴系统主要是在督脉带，其次是在任脉带，还有一些四肢的坐落在大的神经干上的穴位。督脉带我主要是取夹脊穴为主，因为结合了神经节段的支配规律，所以每一个椎体上都是有夹脊的，骶骨的夹脊和八髎穴相同。

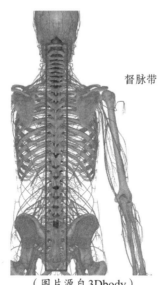

督脉带

（图片源自3Dbody）

这里还有一个问题，我们刺激夹脊穴的时候刺激的是神经吗？确切地说，大多数时候应该是间接地刺激了神经。其实夹脊穴的筋穴属性也非常强，我这里之所把它们归为神经穴，是想完整地表述脊椎相关疾病，这只是我一家之言。

和临床关系比较大的神经有43对，包括12对脑神经、31对脊神经。这31对脊神经里又包括颈神经8对、胸神经12对、腰神经5对、骶神经5对、尾神经1对。

很多研究表明，夹脊穴对31对脊神经的作用还是明显的。当然脊柱相关疾病的治疗，单纯靠针灸是不够的，很多时候是需要结合正骨的，我们在这里只单纯讨论针灸的部分。

我还是按照每一个椎体来讲，目前这方面的著作已经很多了。我这里参考了吴汉卿老师胸背部九大诊疗区的部分内容，大家可以互参。我再强调一下，神经穴的区域包括了督脉、夹脊以及膀胱经的第一侧线。我们之前说过，夹脊以及背腧穴主要是筋穴，但是穴位的属性是多重的。神经穴的刺法是按照神经的分布来操作的，这个和背腧穴的定位有一定的差别。

C1神经穴：主要治疗眩晕、后头痛、视力下降、失眠、面瘫、高血压等疾病。C1神经穴的话我一般就是用风府、风池穴来代替了。风池这个穴位用得好的话是可以治疗大病的。我的师爷曾经中风过一次，当时他感觉不对劲，就自己给自己扎了风池，转危为安了。郑魁山老先生也是将风池用得出神入化。这个穴位我临床使用的频率也非常高，对于一些顽固性的失眠我一般都要用这个穴位。

前段时间治疗一个失眠的患者，更年期，一开始我给她用心俞、肾俞、神门这些穴位，效果不稳定，有时候扎过针后效果挺好，当天晚上睡得很香，有时候扎过针后她晚上又睡不着了。我说给她扎风池试试吧，让她趴在桌子上，她个子比较高，蜷得很难受，又给她垫了俩枕头。扎上针没有二十分钟，她趴在枕头上就睡着了，鼾声如雷，我也没有喊她，就让她在那里睡了，差不多得睡了俩小时，效果还是很好的，后来又给她扎了两次，基本上就搞定了。

C2神经穴：主要治疗眩晕、偏头痛、耳鸣、失眠、视力下降、高血压、胸闷、心动过速、排尿异常等。

C2神经穴和C1神经穴的主治大体相同，C2神经穴的话，我经常用天柱穴来代替。临床上我治疗头面部的疾病，常用的一个对穴就是风池配天柱。

我之前讲的那个手腕痛的厨师，他就是高血压，四十来岁的人，高血压已经好几年了。他的高血压有个特点，每次高血压的时候颈椎就不舒服。这种年纪不算大就患有高血压，尤其高压很高而且不稳定的，只要伴随着颈椎的症状，那很多都是颈源性高血压。

这位厨师前两天给我打电话说高血压又犯了，半年前我就是采用风池配天柱给他治疗了几次，把血压控制住了，后来开了点葛根汤加减让他平常养护。那次治疗之后效果维持了半年，前两天说毛病又犯了，因为他离我比较远，我就让他去医院治疗了。

有人就说啊：万病不治，求之于颈椎。我们临床上无论遇到什么病，只要伴随着颈椎症状，这个病治起来可能就简单一点，我们先消除他的颈椎症状。我之前治疗过一个眩晕的患者，颈椎很不舒服。我给他扎了后溪，扎上之后让他活动一下脖子，脖子舒服多了，头也不晕了，也不恶心了。我们说可以随心所欲，但是不能逾矩，如果确定他是个颈源性的眩晕，那么只要调整了他的颈椎就行，取穴就可以随心所欲了。针刀医学强调脊柱，对我影响还是比较大的。我在临床上针刀倒是不太常用，但是针刀医学的一些理念还是非常好的，我用普通的毫针通过特殊的刺法也能达到针刀的效果。

C3神经穴主要治疗咽喉部异物感、颈痛、牙痛、甲亢、低热。

C4神经穴主要治疗咽喉部异物感、胸闷、肩痛、牙痛、甲亢、耳聋、三叉神经痛。

C3和C4神经穴的主治也很近似，我这里治疗比较多的是慢性咽炎。慢性咽炎和颈椎的关系比较复杂，不单纯是神经的关系，但是用C3、C4神经穴还是能解决不少问题的。还有一个穴位比较好用，那就是照海穴。扎C3和C4神经穴的时候可以配合天突穴和璇玑穴。这两个穴位所处的神经节段主要是C3和C4。

我有慢性咽炎，抽烟比较多，严重的时候就扎一下照海，不严重的时候就随它去了。有一次咽喉非常不舒服，在少商刺了点血，稍微好一点，过了一会又加重了。刚好我一个搞正骨的朋友过来，我刚好颈椎也不舒服，就让他给我扳了下颈部，完了咽喉就舒服很多。

我还喜欢在C3和C4神经穴艾灸，穴位打开以后灸感就传到咽喉。无论是慢性的咽炎还是急性扁桃体炎，只要穴位能打开，灸感能到咽喉部，效果都是很好的。很多人说热证不能用灸，这句话是不对的，急性扁桃体炎的时候，灸感过去会是一种清凉感。

还有就是甲亢，之前我没有重视脊柱医学的时候，治疗甲亢基本上是用脏腑辨证，主要是阴虚火旺嘛，扎太溪、照海这些穴位，然后以当归六黄汤加减。有的效果也挺好，有的没什么效果。后来重视了脊柱医学以后，我开始重视C3和C4神经穴了。很多甲状腺有问题的人，与C1、C2神经穴也有关系。我这个水平还是差了点，临床上很难做出精细化的诊断，所以我就选择了一个套路，那就是从C1到C5神经穴都扎，效果还是不错的。因为我目前治疗甲亢不是太多，不能进行大数据统计，而且还经常配穴，所以不能确定完全是因为神经穴的效果。

还有一个病就是耳聋了。对于耳聋，有一个穴位比较重要，也是在C3神经穴边上，即天窗穴，天窗穴在我们中医这里是个治疗耳鸣耳聋的要穴。天窗穴的定位是在胸锁乳突肌的后缘，如果在胸锁乳突肌上有筋穴的话，我们可以直接扎在胸锁乳突肌上。在激痛点疗法里面，胸锁乳突肌造成的耳鸣耳聋治疗点就在天窗穴这一块。

耳聋耳鸣这个病我这次已经讲了好几次了，我以前治疗经常效果不太好，所以也做了不少研究。很多年前有位女士耳鸣特别厉害，我就是以耳前三穴为主，配合一下远端取穴。这位女士很端庄，每次扎针虽然很疼，但是她都硬扛着，给她扎了很多次都没有效果。现在想想，当时这位女士一个典型的症状就是颈椎病很严重，我每次都是只盯着她的耳朵扎针，却从来没有想过颈椎的问题。

我有时候回忆自己以前治疗失败的那些案例真的感觉很遗憾，很多的病例如果放到现在的话，我相信能给他们一个更好的治疗方案。可惜啊。

还有一个病，是最近刚总结出来的经验。小孩子的腺样体肥大，我之前主要是用麻杏石甘汤来治疗，效果有好有坏，关键是容易反复。最近又治疗了3例，在脖子上刮痧，出痧比较多的地方一般在C4神经穴一带。目前来看近期效果还是不错的，远期效果还有待观察。大家可以一起来尝试一下。

C5神经穴主要治疗眩晕、视力下降、心律异常、上臂痛，或下肢瘫软、神经衰弱。

C6神经穴主要治疗心律失常（过速或过缓）、血糖不稳、血压不稳、上肢桡侧痛。

C7神经穴主要治疗心律失常（过缓或过速）、血压不稳、血糖不稳，上肢后侧、尺侧麻痛。

这三个神经穴我主要是用来治疗上肢的疼痛，比如我前面举的那个顽固性网球肘的例子。临床上常见病一般治起来都不太麻烦，反正按照正常的套路来，无非是效果快慢的问题，但是有些顽固性的问题治起来确实比较费脑子，这个时候就需要我们拓展思维。

前两天一个老大哥手麻，他自己怀疑是脑梗，就先跑到医院做了个全面的检查，检查完了也没多大问题，就过来找我了。我给他在脖子上刮痧，几分钟就治好了。

T1神经穴主要治疗上臂后侧痛、肩胛部疼痛、气喘、咳嗽、左上胸痛、心慌、心悸。

T2神经穴主要治疗上臂后侧痛、气喘、咳嗽、左上胸痛、心悸。

T3神经穴主要治疗上臂后侧痛、肩胛部疼痛、气喘、咳嗽、胸闷、左上胸痛、心慌、心悸。

T1、T2、T3我用得比较多，一个是治疗手太阳小肠经的疼痛，一个是治疗呼吸系统的病，还有一个是治疗心脏的病。

肩胛痛我通常先用后溪和中渚穴，一般情况下效果还是可以的，如果不行就在天宗附近找筋穴。这个套路下来，一般的肩胛疼痛都能弄个差不多。但是还有一些患者会留点病根，好了八九成，还是留了那么点"尾巴"。临床上这种情况还是很常见的，大部分的患者都是选择结束治疗，毕竟好得差不多了，不影响生活了。但是有的患者他还是想把这点"尾巴"去掉。我感觉无论什么病，这个"尾巴"都很难去掉，尤其是一些慢性病最后的一点"尾巴"，有时真是拿它没办法。

肩胛的疼痛，我发现用T1、T2、T3神经穴还是比较好的，尤其是留了一点"尾巴"的时候，在这里治疗往往能把"尾巴"去掉。还有一个，治疗上肢的麻木，陈日新教授喜欢在肺俞这里做热敏灸，灸感往往会传到手臂上。这个方法在临床还是很好用的，但是施灸的位置我觉得并不局限在肺俞这里，应该是个很大的区域，从T1到T3神经穴都可以，只要灸感能传到手臂上，效果都是一样的。对于一些病根，我们是不能忽视艾灸的作用的。我临床的原则：一个是久病寻脊柱，还有一个是久病用艾灸。

再一个就是呼吸系统的病，比如一些哮喘，治起来也挺麻烦的。要是定喘的话，很简单，鱼际、内关这些穴位扎上，立马就能定喘，但是远期效果往往不好。每次都是患者发作的时候过来扎了针就好，回到家之后又发作了，弄的患者和医生都头大。T1神经穴就包含了经外奇穴定喘穴，但是单纯用这一个穴位还是不够的，如果想提高远期疗效，T1到T5神经穴都要用上。除此之外还要用上任脉带的几个穴位，比如璇玑、华盖、紫宫、玉堂、膻中等，这些穴位的神经分布也是来自T1到T5。有时候我对于这种哮喘患者就是这样扎，后面扎夹脊，前面扎任脉，感觉效果还是可以的，缺点是扎的针数有点多。

T4神经穴主要治疗胸壁痛、气喘、呃逆、乳房痛。

T5神经穴主要治疗胸壁痛、气喘、乳房痛。

T1到T5对应的是我们的上焦，所以治疗心肺的病我们不能忽视这里；肺俞在T3边上，心俞在T5边上。我治疗的心脏方面的病也不少，一般患者来了我都先在这个区域检查一下，只要有抓手，见效还是很快的。再配合上巨阙和至阳穴，我感觉治疗效果都还不错。

我有一位朋友，他的父亲总是胸闷，他一开始找我开方子，我出了个血府逐瘀汤合瓜蒌薤白汤。但我还是让他们去医院做了个检查，结果说是心脏的问题很严重，要装三个支架。我朋友就有点害怕了，就想让我先治治。我就让他们过来了，来了之后就给他检查了一下，我心里就有信心了，因为有抓手嘛，那就好下手。

在T1到T5神经穴扎了几针，当时患者就觉得胸口舒服多了。然后我就两组穴位轮番用，一组是T1到T5神经穴，一组是内关、足三里、膻中、巨阙这几个穴位，每天治疗一次，当然也配合了中药。治疗了十来天就没什么大问题了，后来也复发过，但是没有那么严重，感觉不舒服的时候我就让他们在背俞穴上刮痧，一晃都快两年了，暂时还没有装支架。

还有一次，遇到过一位矽肺患者，他和他的工友两人都是这个毛病。但这一次，我寄予厚望的神经穴没有发挥作用，给他们俩治疗了几天没有多好的效果。这个病治起来还是没有我想象的那么简单。当然我现在还是没有放弃对这个病的研究，很想在这个病的治疗上能有所建树。得这个病的患者还是穷人居多，一旦得了这个病，家庭搞的困苦不堪，人也很痛苦。假如我们通过中医的手段能有效地治疗这个病，还是很有功德的。我现在又有了一些新的思路，以后找机会再试试看吧。

临床上的一些普通的慢性咳嗽，我们在T1到T7神经穴治疗起来效果还是很好的。一些患者我不太给他们做分型辨证，就用T1到T7神经穴，尤其是有阳性反应的时候效果还是很确切的。咳嗽治起来要比哮喘这些病容易些的。

T6神经穴主要治疗胃痛、肝区痛、上腹胀、肋间痛、胆石症。

T7神经穴主要治疗胃痛、肝区痛、上腹胀、肋间痛、胆石症。

T8神经穴主要治疗胃痛、肝区痛、上腹胀、肋间痛、胆石症。

T9神经穴主要治疗胃痛、肝区痛、上腹胀痛、子宫炎。

T6到T9神经穴治疗的范围差不多，尤其是急性的胃痛，在T7附近往往可以找到反应点，至阳穴就在这里。几年前有一次，我们的一个邻居急性胃痛，他们的孩子和我的孩子差不多大，所以两家人经常在一块玩。那天一大早他们敲门，说把孩子放在我们家给看一下，他们要去医院，从下半夜开始胃痛到早上，受不了。我说要不先给你点一下穴吧。我在T6到T9这里找到了两个反应点，点了十来秒，胃痛就好得差不多了。

去年我在高铁上遇到一个急性胃痛的人。乘务员广播找医生，我比较谨慎，去了之后就看一位老太太在那里捂着心下这一块。我先提醒那个乘务员问她有没有什么基础疾病，有没有随身带药。等了一会也没医生过来，征求了乘务员意见后我就试着给患者处理。我在老太太后背点穴，因为她蜷缩坐着，背部最容易操作。这个时候她疼得直冒冷汗，说不出话，不能再慢慢找反应点了，就算不停问她是这里还是那里的，她根本就没法回答你。那么就在T1到T12这个区间先点一遍再说，然后她减轻了再慢慢地找精确的反应点。后来在T6到T9的神经穴做了重点处理，就这样缓解了她的症状。急救的时候，我们来不及做特别精确的诊断，是胃的问题也好，是心脏的问题也好，大体都是在这一块治疗。

胃病在督脉带的反应范围还是比较大的，包括到T12都可以，T11是脾俞，T12是胃俞，反正只要找到反应点，就先消灭它再说。腹胀也是一样的道理，也可以在这个区域治疗。

肋间神经痛和带状疱疹后遗痛也比较常见，可选的穴位也比较多，我们也可以在相对应的神经穴来治疗。这些都是很常规的治法，大家应该比较熟悉的。

除了这些之外，还有一个穴位要引起重视，那就是T8神经穴，胰俞就在

T8这一节，这个地方治疗糖尿病还是有效果的。我们现在很多穴位图是没有胰俞的，T8这一节没有腧穴，上面一节是膈俞，下面一节是肝俞。实际上这个穴位很有历史，在《备急千金要方》里就有记载了，叫胃脘下俞，主治消渴。到了20世纪70年代，上海编的一套针灸学的教材里才加上这个穴位，叫胰俞。

一些糖尿病患者，尤其是年轻的糖尿病患者，如果同时伴随着背部不适的一些症状的话，那我们要怀疑可能是脊源性的糖尿病。T7、T8这一块如果出问题的话，会造成胰腺的一些问题，临床上我一般选择T6到T10的神经穴来治疗。

还有一些胆结石，会在这个区域有反应点，包括黄疸。《玉龙歌》里有一句，"至阳亦治黄疸病，先补后泻效分明"。不单单是至阳穴，在这个区域找到反应点的话都可以。

T10神经穴主要治疗慢性胃炎、胃溃疡、腹胀、糖尿病。

T11神经穴主要治疗胃脘痛、胰腺炎、糖尿病、肾区痛、排尿异常、尿路结石。

T12神经穴主要治疗胃脘痛、胰腺炎、糖尿病、肾区痛、排尿异常、尿路结石。

这个区域也是治疗胃病的一个重要区域，T11是我们的脾俞穴、T12是我们的胃俞穴。这个大家都比较常用。

L1神经穴主要治疗胃脘痛、胰腺炎、糖尿病、肾区痛、排尿异常、尿路结石、大腿前侧痛。

L2神经穴主要治疗胃脘痛、胰腺炎、糖尿病、肾区痛、排尿异常、尿路结石、大腿前侧痛、腹胀、便秘。

从T10到L2神经穴，治疗肾病和尿路结石比较常用。几个月前我一个朋友给我打电话，说他父亲肾结石比较疼，他正在往家里赶，问到了家应该怎么处理。我告诉他可以选择四个地方，一个呢是在T10到L2找反应点，第二个是在腘窝找反应点，第三个是在合谷找反应点，第四个是在阳陵泉找反应点。这个是我治疗肾结石疼痛的常用方，目前来看几乎没有失手过。

《灵枢·邪客》篇讲："肾有邪，其气留于两腘。"不光是肾结石，其他的肾病在腘窝也有反应点。阴谷穴是肾经的合穴，实际上反应点并不局限在阴谷穴，如果我们在腘窝遇到压痛点，尤其是出现脉穴的话，都是治疗肾病的抓手。

为什么要用合谷呢，因合谷行气作用非常好。很多急性的疼痛是因为气滞，所以加用合谷效果比较好，而且合谷还有特殊的止痛功效。对于结石病，阳陵泉也比较常用，包括尿路结石和胆结石。我们知道筋会阳陵泉，现代的研究表明，阳陵泉能缓解骨骼肌和平滑肌的痉挛。能缓解平滑肌的痉挛，自然就能缓解胆结石和尿路结石的疼痛。

当然如果采用手法处理的话，还是在T10到L2找反应点比较直接，找到压痛点，然后用手法来慢慢处理。如果是肾结石正在发病状态，用手法比扎针好，我就吃过扎针的亏。很多年前，我一个同事大早上肾结石疼得嗷嗷叫，我就去给他扎针了，他蜷着身子翻来覆去，我针扎下去之后呢他还在那里翻滚，还没有等这一针起效，弯针了，我费了好大劲才把针给起出来。

除了结石之外，还有些慢性肾炎在这个区域也经常出现反应点。我一个学生治疗一个慢性肾炎，他就扎肾俞为主，扎了一段时间一查，尿蛋白没有改善，这个患者就不找他治了。有一次我去他那里玩，他就拿出这个病例来讨论，我听了之后感觉他的治疗方案没有什么问题，我请他把那个患者又约过来了，在T12这里找到了反应点，我认为在这个地方治疗的话可能会好一些。后来这个学生又重新在T12反应点给患者扎针，一段时间后效果还不错。

L2神经穴与大腿的前侧痛关系很密切。大腿前侧疼痛的原因很多，如果疼痛的位置在髂前上棘的话，我们要检查阔筋膜张肌和缝匠肌，因为这两块肌肉都附着在这里。如果是腹股沟有压痛，可能跟髂腰肌关系比较大。如果是大腿前面的中下段疼痛，一般因为股四头肌的问题居多。这是肌肉方面的。还有神经方面的，大腿前侧疼痛，我们不要忽略股神经的问题，所以我们治疗的时候不要忽视L2到L4神经穴。

L3神经穴主要治疗两侧腰痛、腹痛。

L4神经穴主要治疗两侧腰痛、腹胀、腹痛、便秘、下肢外侧麻木。

L5神经穴主要治疗下肢后侧麻木、下肢痛、遗精、月经不调、性功能障碍。

L3到L5神经穴，我们临床上使用就比较多了，尤其是腰腿疼这些疾病，治疗区域多集中在这一块。腰痛的治疗我们就不讲了，讲一下其他的几个病。L3到L5神经穴，吴汉卿老师称之为"肠病诊疗区"，一些腹胀便秘的患者在这里出现反应的概率还是非常高的。

很多年前我治疗过一个腹胀的女性患者，她就是腹胀便秘，而且和情绪关系比较密切。我看她之前吃的一些方子里都有大黄，但是效果也不好。我认为她是个气秘，一开始给她用的是柴胡疏肝散之类的，效果也不好，后来给她用六磨饮子，效果也不好。我当时用六磨饮子的时候，药房没有沉香这味药，我就让她到别的地方去买，结果有的沉香不是很贵的嘛，她就用这种很贵的沉香入药了，但是吃了也没效果。过了一段时间她来了，说腰不舒服，我就给她扎针了，当时在腰上有压痛点的地方下针，扎了不少针，结果这一次扎过之后她晚上就开始排便了，而且排得非常多。此后在腰部扎了几次以后，她的便秘就好了。

我那个时候还没有开始研究脊柱相关疾病，我想应该是扎到大肠俞的原因。后来我发现，不单单是大肠俞的原因，很多的便秘是脊源性便秘，我治疗时一般以支沟配承山用得比较多，有时候加上丰隆筋穴。对于一些顽固性的便秘，或者便秘伴随有腰部症状的情况，我基本上要用到L3–L5神经穴了。

腹胀也是一样的道理，除此之外就是坐骨神经痛的一些症状了，小腿的外侧麻木主要和L4有关，小腿的后侧麻木主要和L5有关。

八髎神经穴也是非常重要的，主要治疗男性阳痿、前列腺炎、性欲低下，女性不孕症、月经不调、肛肠病。

骶骨是一块比较特殊的骨头，是脊柱力线的根基。正骨医生比较重视骶骨，骶骨不调理好的话，脊柱的力学性质是很难回到正常状态的。现在关于骶骨有专门的疗法，比如中国台湾的仙骨疗法等。我们针灸的话主要是直接或者间接地作用于骶神经，针刺部位主要是八髎穴，主要是用来治疗生殖泌尿系统的疾病。

我们知道西医现在也有骶神经电刺激术，主要是通过特殊的电流作用于特定的骶神经，然后就能人为地激活兴奋性或抑制性的神经通路，用来治疗排尿功能障碍。《千金要方》里就说过："大小便不利，灸八髎百壮。"所以我经常说，老祖宗真的给我们留下了太多的宝贵遗产。

关于八髎的刺法，我们一般认为要刺入八个骶后孔，其实有时候不刺入骶后孔也可以。临床上我们先以反应点为主，如果没有反应点，我们可以直接刺入骶后孔。在这个地方进行刺激对我们的生殖泌尿系统非常有效。

当然这个地方对于治疗腰腿疼也非常重要；对于坐骨神经痛，这里也是特效穴。我老家一个远房的亲戚很擅长针灸，他爷爷是个针灸高手，他跟着爷爷学了很多。老爷子比较保守，扎针的时候都不让人看。有一年春节我回老家去拜访他，老爷子也比较喜欢我，教了我一招绝的，就是一针进次髎治疗坐骨神经痛。按他的说法，无论患者问题多严重，就扎这一针，一次就好。这一针怎么扎呢？让患者趴在床上，一针扎进次髎穴，然后让患者仰头，如果他的头动不了，那么他的病这一针就治疗好了。如果他的头能仰起来，说明这一针没有扎对，要调整针尖，直至他仰不起头为止。

后来我就开始试了，但是我做不到他说的效果，针扎下去让患者仰头，患者一下子就仰起来了，所以这一招我还是没有学会。不过有一次遇到过这种情况，当时给一个患者扎了一针之后，患者说头一下子动不了了，这股劲过了十来秒才过去。那一次的效果确实非常之好。反正这一招我是用得不好，大家以后可以试试。

八髎穴治疗阳痿早泄的效果也比较好。我治这个病一般喜欢用关元透曲骨，针感放射到龟头上，有的当时就能勃起。但有的患者治起来也挺复杂，我也有很多失手的病例。有一次有个患者说阳痿两年了，我一开始给他扎了十来次没有效果，后来我在知网上下载了两百多篇论文慢慢地研究，对穴位进行大数据分析，做出正态分布图来，看哪些穴位的使用频率比较高，后来就想到用八髎穴了。

这次治疗六七次的时候，患者就主动给我说了。他说：王医生啊，我感觉这次方子应该是对了。我一听激动得不行，有效果就坚持吧。前前后后又治疗一个多月，基本上是每天扎一次，最后基本给他治好了，但是在治疗的过程中一定要配合禁欲。

阳痿早泄这种病现在很常见，病机是什么样的也不好说，中医讲有的是肾虚，有的是肝郁，有的是有瘀血。但是我治疗过的一些人都是吃了中药没有效果的，所以我后来治这个病都单纯用针，很少用药。

八髎穴还可以治疗一个病，这个大家可能不太会用得到，就是五十肩。一个五十肩的患者，经过小针刀治疗效果不太好，来了之后我发现，这个患者是典型的更年期综合征。为什么女性更容易得五十肩呢？因为这个年龄的女性，尤其是绝经的女性，雌激素下降非常快。女性的五十肩和雌激素水平关系还是很密切的。

朋友估计我应该会扎合谷、曲池、阳陵泉这些，但我说这些穴位都不用，像这个患者这样的病情，用这些穴位往往是扎过针当时效果很好，撑不了一两天又不行了。我不急于求成，慢慢给她治，就扎了八髎和三阴交。扎了五六次以后，这个患者的病情开始好转了。

我想说的是，虽然我取的是传统的穴位，但是我用的是西医的思路。八髎、三阴交、关元这些穴位都能调节激素。一些四十岁以上的女性得了网球肘、肩周炎、膝关节炎这些病的话，我们要注意她们的激素水平。单纯按照常规的套路治疗，有的时候效果并不好。《素问·阴阳应象大论》说："年四十，而阴气自半也。"阴气自半，阳气自然也是自半啊，所以我们在治疗的时候要注意补虚。关元、气海、足三里这样的穴位要给灸一下，这样再去用常规套路治疗的话，效果就容易提高了。

八髎穴在治疗妇科病时使用的频率就比较高了，有的女性八髎这一块显得特别的单薄，皮包骨头的那种感觉，还有的皮肤下面虽然有脂肪，但是摸起来没有弹性，这种情况基本都有妇科方面的问题。

我以前治疗过一例带下病，我当时网诊，看着是个很明显的完带汤证，就给她开了完带汤这个方子，服药期间效果挺好，但是不能停药，一停药则带下问题又很严重。我想可能网诊还是不如面诊准确，就让她过来了。

过来以后发现她明显骨盆旋移，八髎这个部位压痛很明显，所以就在这里扎针了。扎了几次之后，她的症状就明显减轻了。

总之，八髎对于生殖泌尿系统的作用至关重要，这一点大家要引起重视。

督脉带的神经穴我们就讲完了，我临床上使用的督脉带神经穴主要是棘突下的穴位以及棘突旁的夹脊穴。尤其是胸椎段，我基本很少用背俞穴，腰椎段相对安全一些，所以经常配合背俞穴。

任脉带神经穴的主治作用也是基于神经节段支配的相关规律，在神经穴系统中没有督脉带的神经穴重要，但是我们可以配合使用，以加强协同作用。吴汉卿老师提出过腹部九大疾病诊疗区的概念，我这里不引用他的概念，只是简单地讲几个我比较常用的穴位。

天突穴：临床上比较常用，这里对应的神经节段是C3，治疗甲亢或者慢性咽炎的时候经常和C3神经穴相配合。

膻中穴：对应的主要是T5神经穴，治疗哮喘、胸痛、乳房问题的时候经常和T5夹脊相配合。

中脘穴：主要对应T8神经穴，治疗肝胆胃等问题的时候经常和T8神经穴配合。

关元穴、中极穴：主要对应T12神经穴，治疗大肠和生殖泌尿系统疾病的时候经常和T12夹脊配合。

接下来我们再讲一下四肢的神经穴。

上肢我比较常用的是尺泽神经穴。尺泽这个穴位属性比较多，比如一些心肺的毛病，这里容易出现皮穴，有皮穴的话我们可以拍痧。尺泽又是一个很大的脉穴，我之前讲过，四肢最常用的两个脉穴就是尺泽脉穴和委中脉穴，尺泽脉穴我们可以刺血。尺泽还是个筋穴，尤其治疗对侧膝痛的时候，我们往往要在这里找压痛反应，这个时候扎的就是筋穴。尺泽还是一个比较重要的神经穴，尤其治疗肩臂疼痛、腰痛、中风手臂挛急的时候，我们一般要刺中神经穴，使其产生放电感。

我带学生的话，一般要让他们背一些针灸歌诀。《肘后歌》说："尺泽能舒筋骨痛。"《玉龙歌》说："筋急不开手难伸，尺泽从来要认真。"有人就反馈了，说尺泽不太好用，扎了效果一般。这里就牵扯到一个刺法的问题。

治病要有层次，这个针到底扎在哪里，要根据身体自身反应的信号。比如手臂的挛急，我们可以扎尺泽筋穴。但是这个时候尺泽的筋穴往往在肌肉的起止点附近，和教科书上尺泽穴的定位是有区别的。我们不扎筋穴也可以扎神经穴，可以在这里刺激桡神经，因为这附近很多的肌肉都是由桡神经支配的。

我以前治疗过一个患者，这个人手臂伸不开。一开始我就扎筋穴，主要是想恢复他肌肉的力学平衡，但是效果不好。后来我请教一位搞针刀的老师，他说遇到过这种情况，不能忽视桡侧副韧带和尺侧副韧带，我就按照他说的试了，也没效果。

我经常会复习一下针灸歌诀，突然就想，为什么不去扎尺泽呢，然后就扎了一次，但是还是没有什么效果。我就搜了很多有关尺泽的论文，忘了是哪里讲的了，用尺泽穴舒筋骨的话要刺中神经。后来我就改变了一下刺法，效果就出来了。

我们知道石学敏教授的醒脑开窍法，针刺极泉、尺泽、委中、三阴交的时候要求肢体要抽动。抽动，很多时候是刺中神经的缘故。后来我就慢慢总结出了经验，舒筋活络如果用尺泽的话，还是要刺激到神经效果比较好。

还有一个是内关神经穴。我们扎内关的时候经常会引发放电感，这往往是因为我们刺中了正中神经。这个穴位大家比较熟，我们就不讲了。

我们讲一个大家不太常用的穴位，那就是我们心经上的青灵穴。这个穴位过去是禁针的，但是焦勉斋老先生喜欢用来治疗中风的上臂不举。这里主要刺激的可能是尺神经和正中神经。这个穴位我经常配合醒脑开窍法一起使用，大家可以试试。

下肢常用的就是沿着坐骨神经分布的这几个穴位了，比如秩边穴、环跳穴、殷门穴、委中穴、承山穴等。治疗坐骨神经痛的时候，一般直接刺中神经，效果会好一些。这里除了委中穴之外，其他穴位的筋穴属性也非常强。这个我们在讲经筋系统的时候已经讲过了，经筋系统和神经系统是很难分开讨论的。

这几个神经穴大家在临床上也是经常使用的。

小 结

这个课讲到这里的话要做一个总结了。如果把我这次讲课分为上下两个部分的话，上半部分已经结束了。我们的针灸医学可以分为虚、实两套东西，有形质的东西我把它们放在了前面。上半部分我们讲的是肉眼可见的东西。

为什么这样做呢？我是想给大家提供一个视角。在《内经》时代，我们的经络医学也是分虚实的，而且实的部分所占的比重更大。对于客观存在的，我们必须要承认，所以我前面把经皮系统、经筋系统、经脉系统、神经系统做了一个大概的讲解，经骨系统内容尚少，放在后面稍做介绍。我相信我的这种表述方式对于重新认识针灸医学是有一定作用的。

当然这一系列讲座里面，我所做的只是对各种学术观点的再次排列和整合，我借用了《内经》中"五体刺"的层次结构。当我用这套理论体系去和别人聊针灸的时候，他们便不再觉得针灸晦涩难懂了。

如果把我们的针灸医学分为两个阶段的话，一个应该是古典针灸，一个应该是现代针灸。古典针灸已经走了几千年，但是我认为它一直都没有突破，我甚至认为我们的古典针灸在走下坡路，我们并没有超越古人的高峰。

现代针灸是一个伟大的尝试，它代表着我们又一次的深入思考针灸医学的实质是什么。即使所有的研究结果都可能是错误的，但也是值得尝试的。医学应该有探索精神，在这个过程中我们走过不少弯路，但是我们的成果也非常的耀眼。

最近几十年，出现了很多的针法刺法，我们的针灸医学又开始步入一个高峰。但是与此同时，我也在思考一个问题——我们针法创新的理论基础是否足够坚实。

很多创新针法的理论基础依旧是八卦或者五行理论体系，我对此是有担忧的。我们搞古典针灸的用这套理论基础没有问题，但是一些创新针法的作用机制到底是什么样的？这个是需要结合现代医学来研究的。应该鼓励研究者完成基础理论的创新，而不是依旧借用古典针灸的基础理论。很多新技术如果用《易经》八卦、阴阳、五行、天人合一来解释，那么这个技术可能很难再有发展，因为你走进了一个温柔乡。

当然我不是说我们的传统思想不好，相反它确实有很高的境界。

举个例子，德国有位著名的哲学家叫海德格尔，他是存在主义哲学的创始人，他这个人对我们的《老子》很感兴趣。我们的《老子》是部非常伟大的著作，我们中国人自己读起来都稀里糊涂的，很难真正看懂，更别说西方人了，所以基本上西方翻译的《老子》都是错的。海德格尔就想做一件事，他想正确地翻译《老子》，于是他花了三年的时间和伙伴来做这件事，但最后还是失败了，最后不得已选了《老子》里的两句话做了个对联挂在家里了。因为中国语言和文字的高度概括和超高意境，西方语言根本没法表达。

我举这个例子是为了说明，我并没有否定我们的传统思想。我们的《周易》八卦、阴阳、五行对于所有的东西都能解释，这是很伟大的，但这也是一把双刃剑，因为所有的东西都能用这些理论工具来解释，所以我们便无法再进一步地追问。我们知道二进制是非常伟大的发明，很多人就说莱布尼兹是受《易经》阴阳理论的启发，那为什么我们中国人用了几千年了，却没有发明二进制？

我认为我们的传统思维里面包含了一些陷阱，最大的一个陷阱就是让我们放弃追问。因为《周易》的八卦、阴阳、五行这些把所有的道理都解释清楚了，我们就没有必要再追问了啊。但是我们是不是就懂了？我们只是基于这一套理论模型条件下懂了，实际上我们未必真的懂。

所以我认为不能把所有的创新技术都用这套模型来解释，我们要用现代的手段来研究它的作用机制，如果我们最后实在研究不出什么东西来，我们再用《周易》八卦来解释也不晚。除此之外，还有一些和全息理论有关的针法。我们说耳朵上有个形似倒置的婴儿，头顶上趴着几个"小人儿"，面颊部有个坐着的"小人儿"，然后类似人体投影。事实是不是如此呢？我觉得也不能轻易下结论。

我是比较佩服现代针灸派的人的，他们有条件、有能力来进行现代化的研究，而且出了不少的成果。针灸人总体上分为两拨：一拨人往前看，进行现代化的研究；一拨人往后看，尽量去复原传统针灸的原貌。这两拨人并不是背道而驰，而是应该相伴而行。如果要我给自己定义的话，我认为我还是一个古典针灸学派的人，虽然我从开始到现在讲了那么多基于解剖的针灸理论，但是我骨子里是个"往后看"的人。

总之我们的这些针灸人有的要往前看，有的要往后看。往前看的这些人，他们看到的东西我们要及时拿过来，我从开讲到现在讲的这些东西都是从他们那里拿来的。所以我给我的理论体系取了一个名字，叫广义针灸。这个名字说的再通俗点，就是大杂烩针灸。我是希望给大家提供一个视角。针灸医学有实的、有虚的，我们必须要把实的先讲了，要不然很多人做了很多年的针灸，依旧对针灸充满疑惑。

最后我再次强调，经皮系统、经筋系统、经脉系统、神经系统、经骨系统都是广义经络的一部分，它们有可能是狭义经络的附属，也可能是独立于狭义经络的独立系统。接下来一段时间我们就要进入对狭义经络系统的学习。

狭义经络系统与气穴

第五十七讲　狭义经络系统概说

我原本不打算讲这一讲的，一个原因是如果我们掌握了"五体刺"的话，临床基本也够用了；第二个原因，狭义经络主要是我们教科书上的内容，这个我们基本上都熟悉了，当年考试的时候都背过的。但是不讲的话，我又怕引起误解，好像我一直在否定经络和气的客观存在，所以我简单概括一下，粗略地谈几个问题。

经络和经气是不是客观存在的？我以前认为是不存在的，但后来随着我针法和灸法水平的提高，经常能做出经气感传的效果之后，我开始相信经络和气都是客观存在的。

但是就我观察到的现象来说，我们的经络应该不限于现在我们所熟知的经络模型，可能比这个要复杂。我们现在的经络模型如下所示，它不限于内观内证得到的，同时还有人为总结的痕迹。这个模型存在重组的可能。

意思就是我们可以把这个关系给打散，由立体结构改为平面结构。在《素问·刺腰痛》篇有几个经脉的名字，比如解脉、同阴之脉、衡络之脉、会阴之脉、飞扬之脉、昌阳之脉等。这些经脉是现有经络的别称，还是独立于现有的经脉体系之外，也不好说。

还有一个疑问，目前世界上内观到的经络模型主要是两种：一种是我们的中医经络模型，还有一种是瑜伽经络模型。瑜伽经络大体上是三脉七轮结构，和中医经络模型的差别非常大，这也是很让人困惑的。

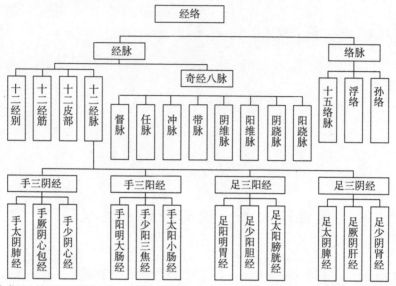

瑜伽经络的七轮结构也很有意思，我们只有气街、四海能与之对应。气街、四海是经验的总结还是内观到的还不好说，总之我们是四轮结构。这一点也一直让我很困惑，因为四轮结构在我看来还是略显单薄，即使再加上带脉也才是五轮结构。

我们之前讲神经系统的时候提到过贾海忠教授的纬脉理论，他根据神经系统的分布得出了43对纬脉的概念，实际上就是43对脊神经。这大大丰富了五轮结构。但是这些都不是内观得来的。

后来我终于找到了一些痕迹，据说张三丰有一部《炁功大周天八脉八穴论》，里面的奇经八脉除了任、督、冲、带四脉和我们现在知道的差不多之外，其他的四脉则完全不同了。其中带脉分四部，每一部有三道带脉环。这样的话一共就是十二道带脉环了，也就是十二轮结构。这个就比七轮结构要丰满得多了。

当然我研究这个问题并不是单纯地钻牛角尖，具体的应用我们以后再提。

还有一个问题，那就是关于脏腑和经络的关系。我们现在一般认为经脉是脏腑的附属，也就是说脏腑是主体，经络负责沟通脏腑间的关系以及脏腑外的关系，主要还是起到通道的作用。

但是如果我们站在人体一气的角度来重新思考人体的话呢？人体就是一团气，脏腑和经络的存在都是为了这一气周流，经络是一气周流的主体，而脏腑只是服务于经络的。这样的话，脏腑的作用可能就没有经络的作用大了。

当然人体是一个整体，不能这样来分割，所以我把它们模糊化处理了，结论就是脏腑等同于经络。在功能上，我们可以把脏腑当作经络的一部分。我们现在用的是十二正经模型，和十二经筋一样，也可以概括为六经模型。一条经就像一个钥匙串，上面串着两个钥匙，就是我们讲的两个脏腑，但是这两个钥匙可以无限变小，最后成为了钥匙串的一部分，意思就是我刚才说的，可以把脏腑等同于经络。当然我们只有在特定的情况下才会这样做。

还有一个问题——经气是怎么运行的？我们在《内经》里面至少可以发现四种经气运行的模型。

一个就是向心性的运行模型，也叫井荥流注。经气按照井、荥、输、经、合的顺序由指端开始向心性运行。

一个是环形流注，就是我们所熟悉的子午流注。《标幽赋》上说："原夫起自中焦，水初下漏，太阴为始，至厥阴而方终；穴出云门，抵期门而最后。"经气先从手太阴肺经的云门穴出来，然后沿着肺经走到少商，然后通过络穴到手阳明大肠经……最后沿着足厥阴肝经到期门穴又进去了。

我不知道为什么会出现这两种不同的运行轨道。祝华英道长的《黄帝内经十二经解密》一书大家可以看一下，研究一下他内观到的经络模型是什么样的。

第三种经气运行的模型是黄龙翔教授根据《素问·阴阳离合论》悟出来的三阴三阳区域模型。

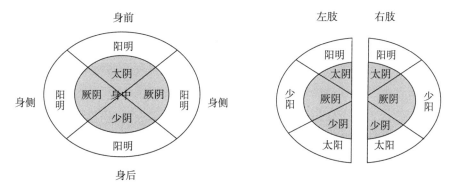

第四种经气运行的模型是缪刺、巨刺模型。当然这个模型的痕迹不是太明显，但是按照现行的经气运行模式还不太好解释缪刺和巨刺的原理，所以我姑

且也把它拿出来作为一个独立模型。

关于这个模型，我刚开始讲课的时候提到过一次，这里把我的想法提出来供大家参考。

我们还是要回到上帝造人的游戏，当然这次是我们来造一个机器人。如果我要做一个机器人的话，为了让这个机器人能够正常运动，那我要安装一个大的中枢，这个一级中枢控制着它身上所有的关节。

然后这个大的中枢下还要再安装几个二级中枢。所有上肢的关节放在一个二级中枢里，所有下肢的关节也放在一个二级中枢里。左上肢和右下肢的关节放在一个二级中枢里，右上肢和左下肢的关节也放在一个二级中枢里。如此等等，总之，二级中枢可以有很多。

完了我再安装几个三级中枢，把左侧的肘关节和右侧的膝关节放在一个三级中枢里，把左侧的腕关节和右侧的踝关节也放在一个三级中枢里。如此等等，总之，三级中枢也可以有很多。

依次类推，四级中枢和五级中枢都可以根据需求安装起来。这便是缪刺、巨刺的作用原理，这也是我平时和大家说的"以节治节"的理论，我们可以通过任何一个关节，然后调整不同级别的中枢，进而治疗其他关节的问题。临床经验告诉我这是对的。无论你是哪个关节的问题，我只要找到有反应点的关节进行治疗，临床有效率都是很高的。

目前这是我见到的四种经气运行的模型。我们这里大致提一下，因为临床上我们要根据患者的病情，选择不同的模型来作为分析依据。

第五十八讲　狭义气穴

我需要再次强调一下，从广义上讲，人体处处都是气穴。因为气无处不在，所以气穴便无处不在。包括我们之前讲到的皮穴、筋穴、脉穴、骨穴、神经穴，这些都只是气穴的一种表现形式。气穴的维度更高，正因如此，它才不可捉摸，所以我只能把它有形的这一部分实体拿出来讲，无形的高纬度的这一部分，我无可奈何，暂时放弃了。

接下来我简单讲一下我理解的经络结构，当然这个结构不一定正确，只是为了便于表达。

我们可以把人体比作一栋圆柱形的楼，一座钢筋混凝土结构。我们现在建房子基本上都是先把框架浇筑起来。这个钢筋混凝土结构是网状结构，它由竖向的柱子以及横向的梁来构成。

这些柱子主要有十九根，这十九根柱子是怎么来的？奇经八脉去掉横向的带脉是七根柱子，这七根柱子是最重要的承重柱，剩下的十二根柱子是十二正经。当然任脉和督脉比较特殊，它们并不在四肢循行，但如果人体是一团气的话，四肢肯定也有任督的气，要不然后溪也不能通督脉，列缺也不能通任脉。所以我在这里将它们模糊化处理了。

横梁就是我们的带脉，但是我们的带脉并非一条，它可以有N条。我们借用张三丰的说法，姑且认为带脉有十二条。这十二条带脉模型包括了气街、四海模型。这样的话我们人体的这栋楼就是十二层。

我们打个比方，我们的心脏是住在第八楼。如果我们要治疗心脏问题的话，是不是可以在第八楼的任意一点来处理？理论上是可以的，也就是说心脏在人体这个圆柱体的体表投影区都可以治疗心脏的疾病。事实上我们通过对心脏体表投影区的穴位进行大数据分析的话也是支持这个观点的。比如从前侧的膻中穴、神封穴，到侧面的辄筋穴、渊腋穴，再到后侧的膈俞穴、至阳穴，这些穴位都是在八楼上。

虽然心脏体表投影区的穴位理论上都可以治疗心脏疾病，但疗效肯定是不一样的，你从前门或者后门开门进房间，和从侧面把墙打穿进房间，肯定效果是不一样的。一般我们认为疗效最好的是前门的募穴和后门的背俞穴。我们都知道有一种配穴法叫俞募配穴法，这是治疗脏腑病的一个非常好的配穴法，前门、后门一起开。

我一个朋友是西医，他跟我学习针灸的时候我第一讲就是讲的这个，他一听就明白了，因为他内科经验很丰富，他自己都总结出了很多的规律，就是一些脏腑病往往在体表投影区会有反应点。但是他只知道这样一种现象，他不知道这些反应点可以作为治疗的靶点，我给他讲了之后，他知道怎么对付这些反应点了。

我之前讲筋穴的时候讲过糖尿病，但是卖了个关子，今天讲到这里，大家能想明白了吧。有一些胰腺的问题我们可以在体表投影区找到治疗靶点。

同理，假如我们的大肠在五楼的话，我们可以通过五楼的穴位来治疗它的问题吧？

这也就是我为什么要搞明白带脉究竟有多少条，理论上我们人体这栋楼可以有无数层，也就是说我们的带脉可以有无数条。每一层里面的气并不完全一样，八楼心脏的气和五楼大肠的气怎么可能完全一样呢？

而带脉的作用就是保持每一层的气的差异，而不是单纯地对竖向经络进行约束。

讲到这里我们便讲完了第一类的狭义气穴，也就是背俞穴和募穴。从现在开始我要把之前讲的内容推翻掉。我之前把穴位分成了很多类，这是一个无奈的错误之举。人体的每一个穴位都是气穴，不仅仅是每一个穴位，甚至每一个部位也都是气穴。人体的气无处不在，所以气穴也无处不在。

心脏在发生疾病的时候，它的反应点会以多种方式出现在八楼，可能是皮穴，可能是脉穴，可能是筋穴等等。这些反应点或者穴位的出现都是气化的结果。如果这些反应点我们都找不到，那我们也可以用背俞穴和募穴，也就是狭义的气穴。

上面讲的是八楼的脏腑病的治疗，如果是脏腑以外的病呢？一样的道理，我们也可以在八楼的区域寻找治疗靶点，当然这个靶点也是多样性的。

假如出现了特殊的情况，八楼没有门也没有窗，都是钢筋混凝土，给你焊死了，你打不开怎么办？上帝造人的时候肯定要考虑这个问题吧。所以上帝就给你安装了一部直达电梯，通过这部电梯我们可以直达八楼室内。

比如八楼的心脏病了，那么我们要找出直达心脏的电梯。我们知道和心脏相连的是手厥阴心包经，某种意义上讲我们可以在心包经上的任何一点进入这个通道，直达心脏，只要我们能在心包经上找到反应点。但是我们一般选择从原穴这个点，也就是大陵穴上电梯。

我们进一步假设，如果心包经这条通道存在一定的问题，我们从大陵穴上电梯存在一定的不确定性怎么办？所以上帝造人的时候还造了一个和心包经相表里的经——手少阳三焦经。我们可以借用三焦经的通道来上电梯，理论上讲，三焦经上的任何一点进入这个通道都可间接到达心脏，只要我们能在三焦经上找到反应点。但是我们一般选择从络穴这个点，也就是外关穴上电梯，这个就是原络配穴法。

讲到这里我们就讲完了第二类的狭义气穴——原穴和络穴。

假如心脏发生的是一个非常急促的疾病呢？虽然电梯口很多，但是这些电梯的速度都不是太快，我们坐这些电梯上去的时候可能会耽误事。还好，万能的上帝给我们安装了一个特快的电梯口，那就是我们的郄穴。所以我把郄穴也归为了狭义的气穴。

讲到这里大家可能发现端倪了，我讲的这些狭义的气穴都是我们教科书上所说的特定穴。在我的理论体系里，我把这些特定穴归为狭义的气穴。当然这种归类是不合理的，《素问·气穴论》和《素问·气府论》都说了，气穴三百六十五，而我认为这三百六十五个气穴是广义的气穴。如果从穴位出现的顺序来看的话，特定穴可能是人类较早使用的穴位。

五输穴、原穴、郄穴、募穴、背俞穴、络穴、八脉交会穴、八会穴、下合穴

特定穴／经脉	五输穴					原穴	络穴	背俞穴	募穴	郄穴	下合穴
	井穴	荥穴	输穴	经穴	合穴						
手太阴肺经	少商	鱼际	太渊	经渠	尺泽	太渊	列缺	肺俞	中府	孔最	
手厥阴心包经	中冲	劳宫	大陵	间使	曲泽	大陵	内关	厥阴俞	膻中	郄门	
手少阴心经	少冲	少府	神门	灵道	少海	神门	通里	心俞	巨阙	阴郄	
足太阴脾经	隐白	大都	太白	商丘	阴陵泉	太白	公孙	脾俞	章门	地机	
足厥阴肝经	大敦	行间	太冲	中封	曲泉	太冲	蠡沟	肝俞	期门	中都	
足少阴肾经	涌泉	然谷	太溪	复溜	阴谷	太溪	大钟	肾俞	京门	水泉	
手阳明大肠经	商阳	二间	三间	阳溪	曲池	合谷	偏历	大肠俞	天枢	温溜	上巨虚
手少阳三焦经	关冲	液门	中渚	支沟	天井	阳池	外关	三焦俞	石门	会宗	委阳
手太阳小肠经	少泽	前谷	后溪	阳谷	小海	腕骨	支正	小肠俞	关元	养老	下巨虚
足阳明胃经	厉兑	内庭	陷谷	解溪	足三里	冲阳	丰隆	胃俞	中脘	梁丘	足三里
足少阳胆经	足窍阴	侠溪	足临泣	阳辅	阳陵泉	丘墟	光明	胆俞	日月	外丘	阳陵泉
足太阳膀胱经	至阴	足通谷	束骨	昆仑	委中	京骨	飞扬	膀胱俞	中极	金门	委中
阴维脉										筑宾	
阴跷脉										交信	
阳维脉										阳交	
阳跷脉										跗阳	

特定穴最重要的一类就是五输穴了，这也是我们临床使用频率比较高的一类腧穴。赵京生老师曾经对五输穴进行过深入的探讨，大家可以把他的论文搜出来看看。我们在这里提出几个问题希望大家思考一下。

先看看什么叫五输穴，《灵枢·九针十二原》谓："所出为井，所溜为荥，所注为输，所行为经，所入为合，二十七气所行，皆在五输也。"

在《内经》里，五输穴很多时候是一种时间取穴法，用五输穴对应四时或者四季。比如《灵枢·本输》里面就说："春取络脉诸荥大经分肉之间，甚者深取之，间者浅取之。夏取诸俞孙络肌肉皮肤之上。秋取诸合，余如春法。冬取诸井诸俞之分，欲深而留之。此四时之序，气之所处，病之所舍，脏之所宜。"

当然《内经》里面很多篇章都提到了五输穴对应四时的刺法，比如《灵枢·顺气一日分为四时》讲："黄帝曰：以主五输奈何？藏主冬，冬刺井；色主春，春刺荥；时主夏，夏刺输；音主长夏，长夏刺经；味主秋，秋刺合。是谓五变，以主五输。"同时这一篇还给出了另一个取穴的依据："岐伯曰：病在藏者，取之井；病变于色者，取之荥；病时间时甚者，取之输；病变于音者，取之经；经满而血者，病在胃；及以饮食不节得病者，取之于合，故命曰味主合。是谓五变也。"

《难经》里面从第六十二难到六十八难都讨论了五输穴，比如《六十八难》里说："井主心下满，荥主身热，输主体重节痛，经主喘咳寒热，合主逆气而泄。"这个我们都很熟悉了。但是这也很让人困惑，比如胆经的合穴和"病变于音"是什么关系？肝经的井穴和"心下满"是个什么样的关系？

虽然临床上经常使用五输穴，但是对于五输穴我还是有很多的困惑。《内经》和《难经》对于五输穴的医疗经验总结并不多，反而很强调五输穴和五行的关系，好像这本书的作者就是一直想让我们用五行的生克制化关系来配穴。当然我不否定这种配穴方法，我们现在的很多脉法针灸主要是依据这种关系来取穴。但是我对五行理论一直是有疑问的，鉴于我对于五行理论的思考可能还比较肤浅，所以我保留了很多观点。

之前呢我是把五输穴的使用经验总结了一下，比如像《灵枢·邪气脏腑病形》篇里的"荥俞治外经，合治内府"这样的内容，试图从这些医疗经验里总结出规律，但是我发现这个很难。

后来我就想一个问题。是不是每一条经络都可以导致"病在藏、病变于色、病时间时、病变于音"？是不是每条经络都可以导致"心下满、身热、体重节痛、喘咳寒热、逆气而泄"？但是我把《内经》和《难经》里面关于经络"是动病"的内容总结出来做对比的话，发现没有确切的证据能支撑我的观点。

但是这个事还没有结束，后来我在《针灸聚英·脏腑井荥输经合主治》这一篇发现了端倪。

"假令得弦脉，病患善洁，面青善怒，此胆病也，若心下满，当刺窍阴。

假令得弦脉，病患淋溲难，转筋，四肢满闭，脐右有动气，此肝病也，若心下满，当刺大敦。

假令得浮洪脉，病患面赤、口干、喜笑，此小肠病也，若心下满，刺少泽，身热，刺前谷。

假令得浮洪脉，病患烦心，心痛，掌中热而哕，脐上有动气，此心病也，若心下满，刺少冲。

假令得浮缓脉，病患面黄，善噫、善思、善沫，此胃病也，若心下满，刺厉兑，身热，刺内庭。

假令得浮缓脉，病患腹胀满，食不消，体重节痛，怠惰嗜卧，四肢不收，当脐有动气，按之热，刺商丘，逆气而泄，刺阴陵泉。

假令得浮脉，病患面白，善嚏，悲愁不乐欲哭，此大肠病也，若心下满，刺商阳，身热，刺二间。

假令得浮脉，病患喘嗽，洒淅寒热，脐右有动气，按之牢若痛，此肺病也，若心下满，刺少商。

假令得沉迟脉，病患面黑，善恐欠，此膀胱病也，若心下满，刺至阴，身热，刺通谷。

假令得沉迟脉，病患逆气，小腹急痛，泄如下重，足胫寒而逆，此肾病也。若心下满，刺涌泉。

此五脏六腑井荥输经合刺法，深得《素》《难》之旨，学人不可不知。"

是不是发现了一个现象，最起码我们可以看到每条经脉都是可以导致"心下满"的。我不知道《脏腑井荥输经合主治》这一篇最早是从哪里来的，但是它让我看到了希望。我之前通过对经络"是动病"的对比否定了我的想法，看到这一篇之后，我又重新把这个想法捡了起来。

当然这个事还没有完，《针灸大成》从《针灸聚英》吸收了《脏腑井荥输经合主治》这一篇，而且给它丰富了起来：

"假令得弦脉，病人善洁，面青善怒，此胆病也，若心下满，当刺窍阴（井），身热当刺侠溪（荥），体重节痛刺临泣（输），喘嗽寒热刺阳辅（经），逆气而泄刺阳陵泉（合），又总刺丘墟。"

下面的各经也是一样的。

假令得弦脉，病人淋溲，便难，转筋，四肢满闭，脐左有动气，此肝病也。若心下满刺大敦，身热刺行间，体重节痛刺太冲，喘嗽寒热刺中封，逆气而泄刺曲泉。

假令得浮洪脉，病人面赤，口干喜笑，此小肠病也。若心下满刺少泽，身热刺前谷，体重节痛刺后溪，喘嗽寒热刺阳谷，逆气而泄刺小海，又总刺腕骨。

假令得浮洪脉，病人烦心，心痛，掌中热而哕，脐上有动气，此心病也。若心下满刺少冲，身热刺少府，体重节痛刺神门，喘嗽寒热刺灵道，逆气而泄刺少海。

假令得浮缓脉，病人面黄，善噫，善思，善咏，此胃病也。若心下满刺厉兑，身热刺内庭，体重节痛刺陷谷，喘嗽寒热刺解溪，逆气而泄刺三里，又总刺冲阳。

假令得浮缓脉，病人腹胀满，食不消，体重节痛，怠惰嗜卧，四肢不收，当脐有动气，按之牢若痛，此脾病也。若心下满刺隐白，身热刺大都，体重节痛刺太白，喘嗽寒热刺商丘，逆气而泄刺阴陵泉。

假令得浮脉，病人面白，善嚏，悲愁不乐欲哭，此大肠病也。若心下满刺商阳，身热刺二间，体重节痛刺三间，喘嗽寒热刺阳溪，逆气而泄刺曲池，又总刺合谷。

假令得浮脉，病人喘嗽，洒淅寒热，脐右有动气，按之牢痛，此肺病也。若心下满刺少商，身热刺鱼际，体重节痛刺太渊，喘嗽寒热刺经渠，逆气而泄刺尺泽。

假令得沉迟脉，病人面黑，善恐欠，此膀胱病也。若心下满刺至阴，身热刺通谷，体重节痛刺束骨，喘嗽寒热刺昆仑，逆气而泄刺委中，又总刺京骨。

假令得沉迟脉，病人逆气，小腹急痛，泄如下重，足胫寒而逆，脐下有动气，按之牢若痛，此肾病也。若心下满刺涌泉，身热刺然谷，体重节痛刺太溪，喘嗽寒热刺复溜，逆气而泄刺阴谷。

在《针灸大成》里的这一篇还有一个总论：

"纪氏曰：井之所治，不以五脏六腑，皆主心下满。荥之所治，不以五脏六腑，皆主身热。输之所治，不以五脏六腑，皆主体重节痛。经之所治，不以五脏六腑，皆主喘嗽寒热。合之所治，不以五脏六腑，皆主逆气而泄。"

到此为止，这个事基本就能搞明白了。每条经络都可以导致"心下满、身热、体重节痛、喘咳寒热、逆气而泄"，不以五脏六腑。这种用法好像和五行也没有关系，是经验性的总结，主要是靠客观的脉证，这才是我想要的东西。

当然这个事还是没有结束。我想把五输穴所有穴位的主治从历代著作中提取出来进行大数据分析，我相信还能找出新的规律来。当然这个事我做了好几次都失败了，每次没有做多久就坚持不下去了，因为工作量实在太大，单纯一个少商穴我就做了几个月。但是这件事我还是不想放弃，以后大家可以和我一起来做这个事情，如果可以的话，我们把所有的穴位都做一个统计分析。我之前讲课的时候很多观点都是依据《针灸大成》得出来的结论，某种意义上讲这也是不对的，毕竟还是太片面。

一不小心又扯了那么多，总之我对五输穴依旧有很多的疑问。我相信我们总有一天能把这个事搞明白。总之，现在五输穴的取穴法大致可以分为两种：一种是五输穴配五行的取穴法，一种是基于脉证的经验性的取穴法。

我们之前说过，同名经可以合并，十二正经系统实际上就是六经系统，手经上的五输穴和足经上的五输穴，其位置以及主治都存在着高度的相似性，某种程度上可以互相替代。当然这种相似性几乎存在于手经和足经的所有穴位，而非单纯的五输穴。

至于上帝为什么要这样设计，我想很简单。人类早期没有直立行走的时候是四肢着地的，就像现在的牛马一样，这四根柱子的构造必须接近一样。假如人因为受伤只剩下了一个胳膊，那么这个胳膊就可以承担所有的功能。这样即使只剩下了一只胳膊，我们依旧可以在这个胳膊上治疗所有的病。四肢上的穴位是可以互相备份的，所以这就要求四肢上的穴位要有高度的相似性。这也是同名经取穴的原理。

同理，假如人受伤了，身上只剩下一寸皮肤呢？我们刚才讲了，假如四肢去掉了三肢，剩下的一肢就要承担其他肢所有的功能。假如剩下的一肢又被砍掉了一半呢？那剩下的一半的是不是要承担所有的功能。

以此类推，人体的任何一个点都有承担所有功能的责任。我们人体处处都是气，处处都是太极，处处也都是全息穴，这就是我个人的全息理论。这个和我们现在主流的全息理论是不太一样的。当然我这个观点不一定正确。

既然人体处处都是太极，处处都是全息穴，那么我们应该怎么使用它呢？我可以任意划分出一块皮肤，然后通过特殊的针法或者排列组合来激活它。这在你们看来可能非常不靠谱，但是我已经有了一定的研究成果，等我这个研究成熟以后我再和大家分享。

特定穴还有下合穴，下合穴主要治疗腑病。

特定穴还有八脉交会穴，对于八脉交会穴我有一些想法，但是前段时间把这些想法又推翻了，等我再思考一段时间再讲吧。

特定穴还有一个八会穴，这个大家都比较常用，我只提两点。

一个是"骨会"的问题。王启才教授对这个问题有过详细的考证，大杼是指的大椎穴而非大杼穴，我是赞成这个观点的。

另一个是"髓会绝骨"的问题。看一下《针灸大成》对绝骨的描述可以知道，绝骨的主治有三个：一个是脾胃病，一个是阳明经病，一个是局部的病。这些和少阳胆经的关系不太密切。我们是不是可以怀疑绝骨在归经的时候出了错误？我认为是的，绝骨很可能是足阳明经的穴位。后世医家取了一个折中的方案，说腓骨前取穴的话是阳明绝骨，腓骨后取穴的话是少阳绝骨。

为什么髓会绝骨呢？这是《难经》里面提出来的。现在认为绝骨治疗骨髓病，也有绝骨治疗骨髓炎的报道。但是这真的可能是一个美丽的误会，绝骨穴可能和骨髓的关系并不大。可能是因为《素问·刺疟》里讲"胻痠痛甚，按之不可，名曰胕髓病"，从绝骨穴的主治来看是可以治疗这个胕髓病的，也许是以此推导出髓会绝骨的结论。

绝骨应该是一个位置而非穴位名称，以我的理解，绝骨是指枕外隆突的下面，也就是风府穴的位置。这里是脊髓入脑的地方，刚好也是枕外隆突这块大骨头将绝之处。《灵枢·海论》讲"脑为髓之海，其腧上在于其盖，下在风府"，所以我认为髓会的绝骨应该是风府这一块。我现在是这样用的，临床效果也是确切的。当然这只是我一家之言，仅供大家参考。

至此我们的狭义气穴就讲完了，十二经的具体循行和具体穴位没有讲，因为当年这些大家应该都背过了。还有气穴的刺法也没有讲，以后讲病案的时候把刺法和灸法结合进去一起讲。这里只是先简单讲一下广义针灸学的大纲。

略论经骨系统和骨穴

原本讲完了经皮系统和经筋系统就应该讲经骨系统的，但是这一块我也没有想得很清楚，所以最后顺便提一下，要不然这套理论系统就不完整了。

我们又再回到上帝造人的游戏中来。到目前为止上帝造出的这个人还只是一个半成品。光有软的没有硬的还是不行啊，所以上帝还要造出点硬的来，那就是我们的骨骼系统了。为了命名的统一性，讲皮部的时候我们提出了经皮系统的概念，软组织有经筋系统的概念，所以我把骨骼系统姑且定义为经骨系统。

当然这个概念值得商榷，骨骼能不能作为广义针灸医学里面的一个系统我也不知道，历史上好像也没有人提出类似的观点，所以当我准备提出这个观点的时候我自己也是不确定的。

我们从医疗经验来看，可以知道在《内经》时期我们已经有了刺骨的方法。比如"短刺"法："八曰短刺，短刺者，刺骨痹，稍摇而深之，致针骨所，以上下摩骨也"，比如"输刺"法："五曰输刺，输刺者，直入直出，深内之至骨，以取骨痹，此肾之应也。"这些都是刺骨的方法。所以我在这里姑且提出经骨和骨穴的概念。

当然刺骨法现在也在发展，比如银质针疗法一般要打到骨面，吴汉卿教授的筋骨减压针、宫氏脑针的实像扎法、王自平老师的骨减压针法等也是要针刺入骨的。但是刺骨针法的作用机制是什么？有的是作用于骨膜、有的是作用于神经、有的是作用于血管，骨穴能不能作为独立治疗机制存在也不好说，所以骨穴这个概念也是值得商榷的。我一开始已经说过，我只是想提供一些视角，不能保证学术的严谨。

我们知道骨骼系统是个非常重要的系统，我们谈论针灸医学的时候不应该绕开它。骨骼有很多的功能，比如我们比较了解的保护功能，我们的颅骨保护着最重要的大脑，我们的肋骨负责保护我们的心肺等重要脏器。

骨骼还有支撑和运动的功能，它能保持着我们人体的正常姿势，通过和骨骼肌的相互作用可以完成相关的运动。骨骼还有造血功能，骨髓在长骨的骨髓腔和海绵骨的空隙，通过造血作用制造血细胞。除此之外骨骼贮存着身体重要的矿物质，比如钙和磷。

当然我现在对骨骼有很多的思考，但是这些思考确实有点不着边际，所以这里就不讲了。我只简单讲一下骨穴。《素问》里有《骨空论》，但是我说的骨穴和这个没有关系。我为什么要提出骨穴的概念呢？我们《内经》时代虽然也有刺骨法，但是作用的靶点不是骨穴，而是在一些穴位上深刺入骨，它更多是表达一种针刺的深度而非骨穴。我们人体疾病的反应范围可以很大。比如反应于皮部的皮穴和脉穴、反应于经筋的筋穴。按照一般的逻辑，自然存在着反应于骨骼系统的骨穴。所以我这里冒昧提出"骨穴"的概念。

在我的理论体系里，骨穴就是骨突结构，这里大多也是肌肉的附着点，所以我之前在《经筋篇》没有重点讲这些地方，因为我把它们归为了骨穴。

上帝造人的时候给我们的骨骼设计了很多的骨突结构，比如我们脊柱上的棘突、我们的枕外隆突、我们的腓骨小头等等吧。这些结构的存在，我们一般认为是为了维持人体的力学结构，因为这些地方往往是肌肉的附着点。

那么我们能不能再做一些假设呢？上帝设计这些骨突结构是不是还有其他的用途？我们之前讲人类进化过程的时候讲过。在人类的早期，在人类还不具备先进医学手段和工具的时候，我们的人体有一套把所有疾病往体表排解的程序，这样一来，我们可以通过一些简单的干预或者自然界造成的损伤，在不自觉的过程中完成疾病的治愈。

这些骨突的存在是不是也有这样方面的原因呢？上帝知道有些疾病必须要通过处理经骨系统才能完成治愈，但是我们的骨骼往往在被肌肉所包围，处在人体结构的深层，原始人的时候因为医疗手段和工具的匮乏我们是很难作用于骨穴的，于是上帝设计了骨突系统，这样一来，可以和肌肉系统一起维持人体的力学结构，同时这些骨突往往高出身体，这样便增加了被动受伤的概率。然后通过骨突的被动受伤来实现对某些疾病的治愈？

我们之前讲过，一些瘀络之所以会高出体表，是上帝设计的人体程序在发挥作用，即通过增加被动受伤的概率在不经意间完成对某些疾病的治愈。我们的骨突结构的设计是否也是出于类似的考虑呢？

再一个，我们之前讲经筋的时候讨论过，因为肌肉一直处在运动状态中，所以上帝把一些开关装了肌肉上。肌肉运动的同时也发挥着治疗作用。我们可不可以进一步假设，骨突作为肌肉的附着点也发挥着类似的作用？这些地方有着尚未被发现的特殊装置？当然这只是我个人的臆想，目前我还没有找到相关的文献能支撑我的观点。

即便如此我还是要提出骨穴的概念，因为从医疗经验上来看，骨突作为治疗靶点的疗法是存在的。至于作用机制，现在好像也没人能说的清楚，我更没有能力说的清楚。

我们不妨看一下人体上有哪些骨突结构。枕外隆突、脊柱的棘突、肩胛冈、肱骨内上髁、肱骨外上髁、尺骨鹰嘴、桡骨茎突、尺骨茎突、髂前上棘、髂后上棘、髌骨、腓骨小头、内外踝尖等等。这些地方往往都是皮包骨头的地方，除此之外我们的颅骨基本也是一个皮包骨头的构造，还有我们的胫骨前侧，即老百姓俗称的迎面骨，也是皮包骨头的构造。

熟悉宫氏脑针的人不难发现，我所列举的这些有一部分是宫氏脑针的作用点。当然宫氏脑针有它独特的理论体系，而我只是纯粹的无依据的假设。

我以上所列举的这些都是骨穴的所在，这些骨穴的存在有着极为特殊的意义。人体有很多疾病是不能通过皮穴、筋穴、气穴这些搞定的，那么骨穴是不是一个未被开启的宝藏呢？

关于经骨系统和骨穴我姑且讲这么多。这一篇应该是我本次讲座中最不严谨的一篇，这是纯粹假设的一篇。当然我还有很多的假设，但是我真的不敢再讲下去。我想再花上几年好好研究一下这个问题，就五体刺来讲，刺骨法现在几乎是缺少的，我想把这一块给补起来。花上个几年或者十几年的时间能在刺骨法上有点贡献也算是功德一件了。所以这一篇只是给大家提供一个视角，大家姑且听之，姑且忘之。

至此为止，我们这次的课程就全部结束了。感谢你们听我啰嗦了那么久。其实我本可以一个小时就把所有的课程讲完的，讲了那么久实际上就是在讲这张思维导图。

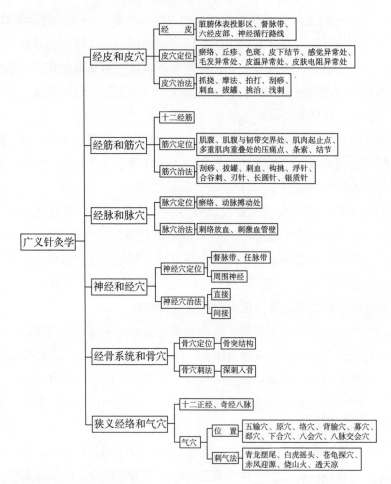

这个针灸理论框架不一定正确，但是当我有了这个框架之后，我治病的思路就特别清晰。首先善治者治皮毛，如果我发现了皮穴那我就先处理皮穴。可能只是简单地刮个痧就把一些疾病治好了。如果我发现了皮部的脉穴，那我就先处理脉穴。如果这些都没有，我就寻找筋穴。依次类推，我们的治疗方案就很立体。

再一个，我对取穴有着自己的态度。结合上帝赋予我们的本能来选穴。现在很多配穴方法很完美，但是越是完美的东西可能所存在的漏洞也越大。这个就像厨师烧菜，我们怎么能把这个菜烧得非常好吃？首先色香味形这些要素都要达到要求吧，但是这些就够了吗？如果我已经吃得很撑了，我即使看到了色香味形都很好的菜肴我也不想吃了。

所以还有一个要素，就是等客户饿的时候给他吃。他饥肠辘辘最需要吃东西的时候，你把这个色香味形都完美的菜肴端到他面前，这个时候就是金风玉露一相逢，便胜却人间无数，那他肯定吃得特别香。因为他的本能发挥了非常大的作用。

我们很多的取穴法看似完美，实际上很多时候就像厨师把菜烧的很好，却唯独忘了客人饿不饿，这是很遗憾的。所以我临床上选穴首先以人体的本能反应为依据。他出现了皮穴和脉穴，就是想让我处理皮穴和脉穴，让病邪从体表而解。如果他出现了筋穴，就是想让我从筋穴而解。如果他出现了神经的敏化现象，就是想让我刺激神经穴。如果人体本能没有表达自我需求的能力，或者来不及表达自我需求，这个时候我就用狭义的气穴。

我们和人体的本能做朋友的话就会发现治病很轻松。我们不要拖彼此的后腿，要做彼此的知己。听过我的课之后大家要训练这种与人体本能对话的能力，时间久了之后就会形成一种默契，治起病来事半功倍。

再一个我还要再强调一点，我这次讲的内容可能都是错的。希望你们不要纠缠于我提出的这些概念。我并不想独树一帜，也不想巧立名目、开宗立派，只是为了表达我的理论体系而不得已创造出了一些新的概念。我并没有以此为荣，相反这是我的无奈之举。

最近三年我的思维非常活跃。基本上每年会把自己的思想全盘否定一次。去年我已经把前年的很多想法否定了，今年我基本把去年的想法也否定了，不出意外的话，一年以后我会把这次讲课的很多观点都否定掉。所以我说我讲的可能都是错的，你们不要执着于我讲的那些内容。

如果我这次讲课有可取之处的话，我认为上帝视角和历史视角是值得借鉴的。某种意义上讲，我只能带给大家两个视角，至于这两个视角下看到的东西是不是正确并没有那么重要。

中医每个时期都有自己的语言，正是因为有了自己的语言，我们的中医才得以传承至今。古印度医学和古阿拉伯医学可能曾经也很辉煌，但是他们没有自己的语言，所以落寞了。但是今天的中医所处的环境已经大不相同，它是否需要新的语言来进行表述？如果说我这次讲课有什么想法的话，这个想法就是想通过这两个视角重新表述中医的针灸医学。所以这次讲课只是一个初步的尝试，正因如此，很多内容尚不完全严谨。

　　所以这次讲的内容，我把人体的本能放在了主要的位置，而事实上，人体的本能并不是无限强大的。但是即便如此，这套理论框架在大多数情况下，对于临床还是很有帮助的，这也是唯一值得我宽慰的地方。我的一些新的想法会发表在我的微信微信公众号里，欢迎大家关注。

　　最后我想说一句——思考，是伟大的迷途。

　　未完待续……

闲庭堂下悬壶僧，六经不达半生穷
四壁云天画秋扇，一帘风月写丹青

笑看人间千般疾，饮断寒江万里冰
欲问前途何处是，孤舟沧海蓬莱东

　　　　　　　　——庚子冬拙作杀青　兼山作打油诗并书之以为记